AF525070

Gesine Marwedel

Bunte Körper

Gesine Marwedel

Bunte Körper

Bodypainting als therapeutische Methode

Shaker Media

Bibliografische Information der Deutschen Nationalbibliothek
Die Deutsche Nationalbibliothek verzeichnet diese Publikation in der Deutschen Nationalbibliografie; detaillierte bibliografische Daten sind im Internet über http://dnb.d-nb.de abrufbar.

Titelbild: Thomas van de Wall
Umschlaggestaltung: Gesine Marwedel

Printed in Germany.

ISBN 978-3-95631-714-9

Shaker Media GmbH • Postfach 101818 • 52018 Aachen
Telefon: 02407 / 95964 - 0 • Telefax: 02407 / 95964 - 9
Internet: www.shaker-media.de • E-Mail: info@shaker-media.de

Inhaltsverzeichnis

Vorwort

Wenn man den Begriff „Bodypainting" hört, sind erste Assoziationen meist bemalte Schönheiten auf Messen und Veranstaltungen, welche die Blicke auf sich ziehen. Andere Assoziationen sind vielleicht kunstvolle Bilder auf der Haut, welche wiederum fotografisch in Szene gesetzt werden. Auch in Film, Fernsehen, Theater und in der Werbung findet die Körperkunst ihren Platz. Bodypainting überrascht, fasziniert und begeistert Menschen weltweit.

Dies ist jedoch nur eine Seite dieser Kunstform. Eine andere Seite des Bodypaintings ist die, die nicht nur die Wirkung auf den Betrachter zum Thema hat und das Modell in diesem Sinne instrumentalisiert, sondern die stattdessen das Erleben des Modells in den Vordergrund stellt.

In dem vorliegenden Buch möchte ich die möglichen Wirkungen des Bodypaintings auf das Körpererleben und die Selbstwahrnehmung darstellen, sowie erläutern, welche pädagogischen und therapeutischen Interventions- oder Präventionsmöglichkeiten diese kreative Auseinandersetzung mit dem eigenen Körper bietet.

Eine wesentliche Rolle spielt hierbei die taktile Erfahrung bzw. auch die Körperlichkeit und der Körperkontakt für die Bemalten.

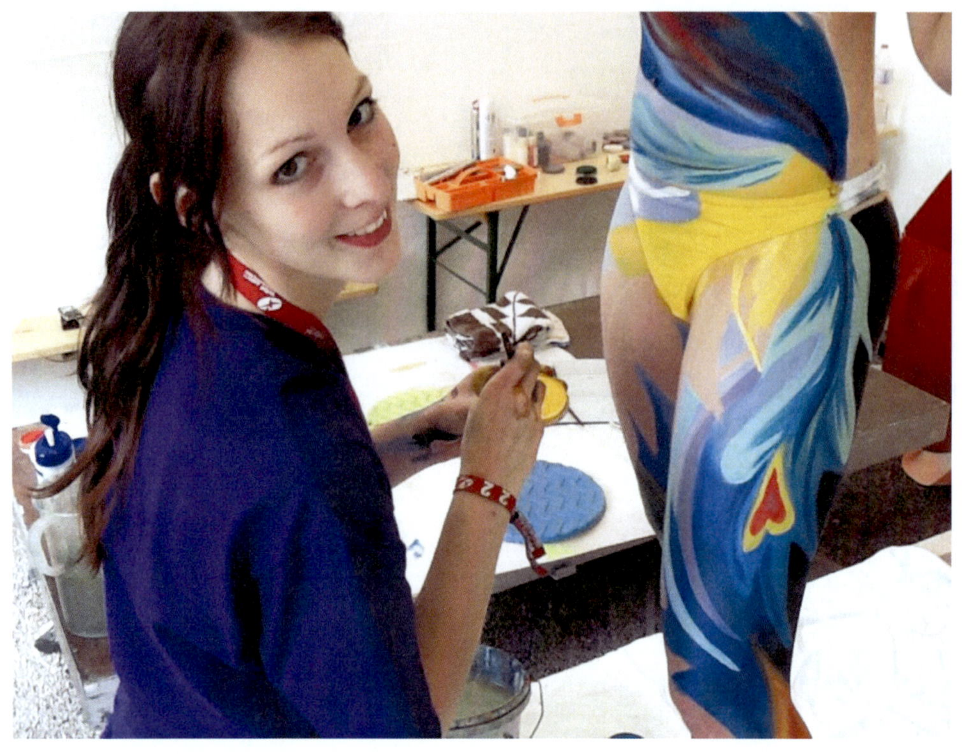

Abb.1: Gesine Marwedel beim Malen (2011)

Taktile Reize und körperlicher Kontakt können beispielsweise Lernerfolge und Wahrnehmungsvermögen steigern, das Selbstwertgefühl stärken oder auch zwischenmenschliche Beziehungen festigen. Beim Bodypainting findet über einen kurzen Zeitraum eine intensive körperliche Nähe statt, auf den sich beide Seiten einlassen müssen. Berührungen geschehen dabei meist nicht direkt, sondern über den Pinsel, was trotz der Nähe eine professionelle Distanz gewährleisten kann. Die meisten Bemalten beschreiben die Berührung mit dem Pinsel auf der Haut als "entspannend" und "angenehm", statt die intime Nähe als "notwendiges Übel" für das erstrebte Bildmotiv zu sehen oder sie als unangenehm zu empfinden. Gefühle der Scham - gerade vor der KünstlerIn, der Kamera oder sogar in der Öffentlichkeit - sowohl beim Malen selbst, als auch als "fertiges Kunstwerk"- sind eher selten. Stattdessen schlüpfen die Bemalten meist in eine Rolle, ähnlich wie dem Aufsetzen einer Maske oder dem Verkleiden, und die Farbe gibt ihnen Schutz. Die Farbe unmittelbar auf der Haut gibt die Möglichkeit, sich so intensiv mit einer Rolle zu identifizieren, wie es beim Verkleiden kaum möglich ist.

Über diese Erfahrungen, die von Modellen während oder nach Bodypaintings geäußert wurden, entstand die Idee von Bodypainting als Methode der Kreativtherapie. Es gibt andere therapeutische Übungen wie Vertrauensübungen, Wahrnehmungsübungen, Körperbilder, Masken- und Rollenspiele, zu denen sich Parallelen oftmals schlagen lassen.

Die bisher beschriebene Methode des Bodypaintings - das sich auch nur auf einzelne Körperteile wie Hände, Füße, Gesicht oder Bauch beziehen kann - wird für den Bemalten hauptsächlich passiv vollzogen. Er ist zwar aktiv an der Planung beteiligt und auch z.B. im nachfolgenden Rollenspiel aktiv, der kreative Prozess wird jedoch von einem Außenstehenden vollzogen und eine „Therapie" beschränkt sich meist auf das passive Erleben. In dem Moment, wo jedoch auch andere Beteiligte (z.B. Kinder oder Partner) in den Malprozess mit einbezogen werden, kann es für diese auch eine aktive Form der Kreativtherapie darstellen. Weitere Möglichkeiten, den Klienten aktiv mit einzubeziehen, werden im Verlauf des Buches erläutert.

Nach einer grundsätzlichen Unterscheidung zwischen Kunst und Therapie werden hier allgemeine Ausführungen zum Thema Bodypainting und

Material gegeben, aber auch zu Klienten, Therapeuten und rechtlichen Hinweisen im Bezug auf therapeutisches Arbeiten. Im weiteren Verlauf gibt es eine Beschreibung von Wirkungen, die das Bodypainting an verschiedenen Stellen des Malprozesses haben kann. Im zweiten Teil werden Übungen für die Praxis vorgestellt.

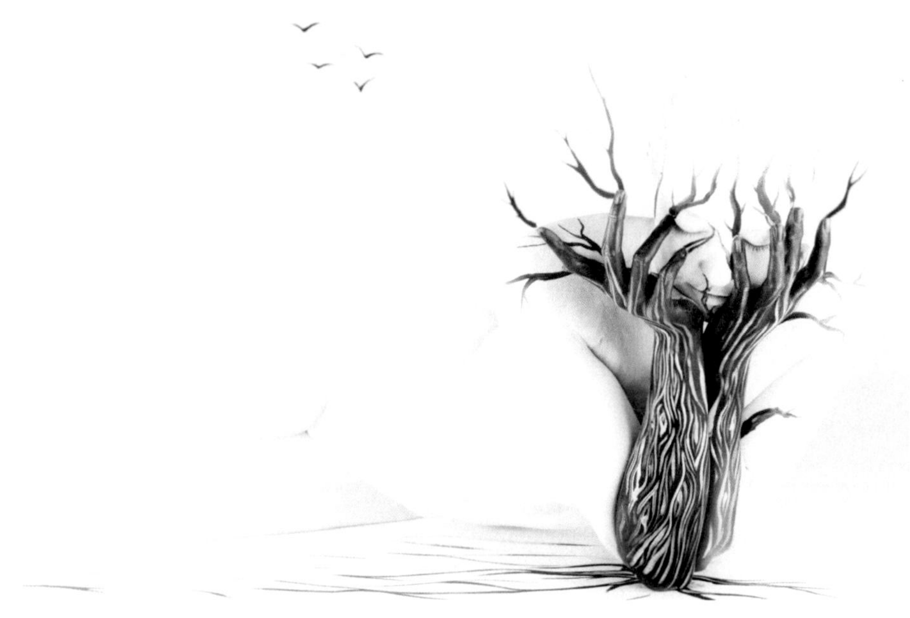

Abb.2: Bodypainting „Memories“ zum Thema Trauer

Einleitung: Kunst vs. Therapie

Was ist Kunst und was ist Therapie? Wo hört die Kunst auf und wo fängt die therapeutische Intervention an? Die Antworten auf diese Fragen sind schwierig, da es teilweise fließende Übergänge gibt. Wenn der Künstler sechs Stunden lang ein Modell bemalt, werden oft automatisch intime, persönliche und emotionale Details erzählt, was für ein Modell einen therapeutischen Charakter haben kann. In der folgenden Grafik werden die Unterschiede, aber auch die Überschneidungen veranschaulicht:

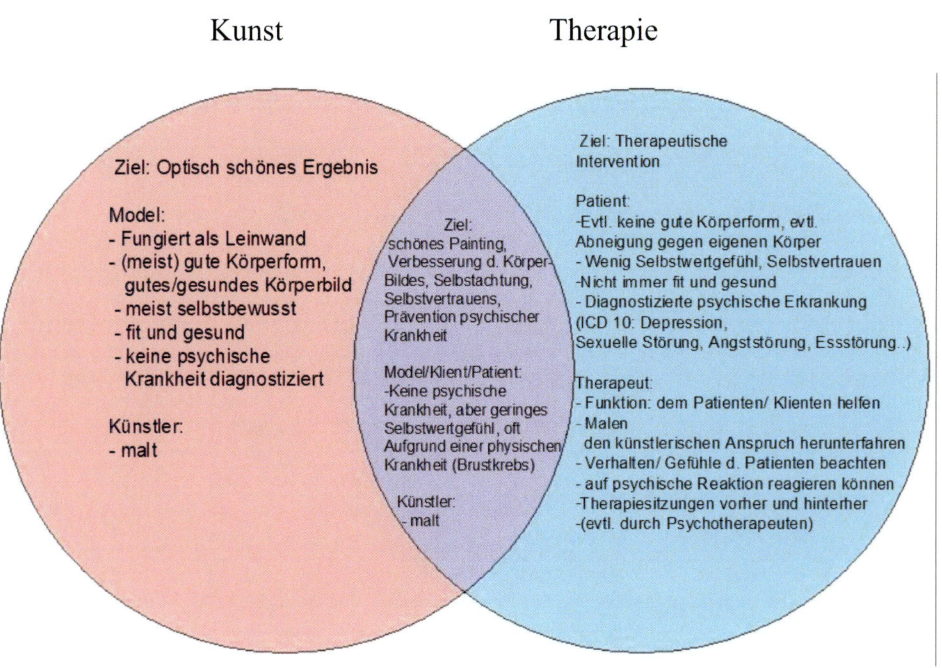

Abb.3: Kunst vs. Therapie

Bei der künstlerischen Bemalung steht vor allem das Ergebnis im Vordergrund, während dies bei der therapeutischen Intervention eine

Nebensache ist. In der Therapie geht es vordergründig um das Erleben und die Gefühle des Klienten oder darum, wie dies zu Gesprächen führen kann. Der Künstler/ Therapeut hat in beiden Fällen unterschiedliche Rollen. Zur Begriffsklärung ist hierbei anzumerken, dass im Buch die Begriffe „Künstler“ und „Modell“ hauptsächlich für ein künstlerisches, die Begriffe „Therapeut“ und „Patient“ für ein therapeutisches Bodypainting verwendet werden.

Es wird jedoch auch deutlich, dass es eine große Schnittmenge gibt. Die Arbeit in diesem Bereich hat zum einen ein schönes Painting zum Ziel, andererseits aber auch die Stärkung des Selbstbildes und Selbstbewusstseins und die Prävention psychischer Krankheiten. In diesem Fall wird der Bemalte auch als „Klient“ bezeichnet. Hier können beispielsweise die im Kapitel I.3 angesprochenen Klienten ohne diagnostizierte psychische Störung eingeordnet werden, wie Menschen, die eine körperliche Krankheit (u.a. Brustkrebs) haben oder aufgrund von Verletzungen, Entstellungen oder Schwangerschaft ein verändertes Körperbild haben, mit dem sie lernen müssen umzugehen. Um in diesem Bereich tätig zu sein muss nicht unbedingt ein Therapeut am Werke sein, es sollte aber ggf. unter Absprache mit dem Arzt erfolgen. In diesem Bereich läge auch therapeutische bzw. pädagogische Arbeit, die sich nicht auf die Psyche bezieht, sondern z.B. auf Motorik oder Konzentration.

I. Hintergründe

1. Bodypainting - Ursprünge, Bedeutung und heutige Formen

Tradition und Körperbemalung

Die Bemalung des menschlichen Körpers blickt bereits auf eine lange Tradition zurück, wird bereits seit Jahrtausenden praktiziert und ist somit eine der ursprünglichsten und ältesten Kunstformen der Menschheit. Schon im Steinzeitalter bemalten die Menschen Gesichter und Körper zu Anlässen wie Totenritualen, Opferzeremonien, Kriegen, Kämpfen und religiösen Ritualen. Hierfür wurden meist Erd- oder Pflanzenfarben mit Wasser oder Ölen vermischt oder auch Blut von Opfertieren, erlegtem Wild oder Kampfgegnern verwendet. Die Bemalungen sollten schmücken oder einschüchtern, beschrieben den Status oder Rang eines Menschen oder drückten Zusammengehörigkeiten aus. Sie waren ein Ausdrucksmittel, eine visuelle Sprache und halfen dem Menschen in einer bestimmten Situation in eine bestimmte Rolle zu schlüpfen (z.B. Kriegsbemalung) und sich damit zu identifizieren.

Beispiele für traditionelle Körperbemalung sind Kriegsbemalungen nordamerikanischer Indianer, das Weißfärben des Körpers bei Initiationsriten der südafrikanischen Xhosa oder die bunt gemalten Gesichtsmasken von männlichen Stammesangehörigen in Neuguinea[1].

---

[1] Haarmann, H.: Schwarz. Eine kleine Kulturgeschichte, Frankfurt a. M. 2005, S.156

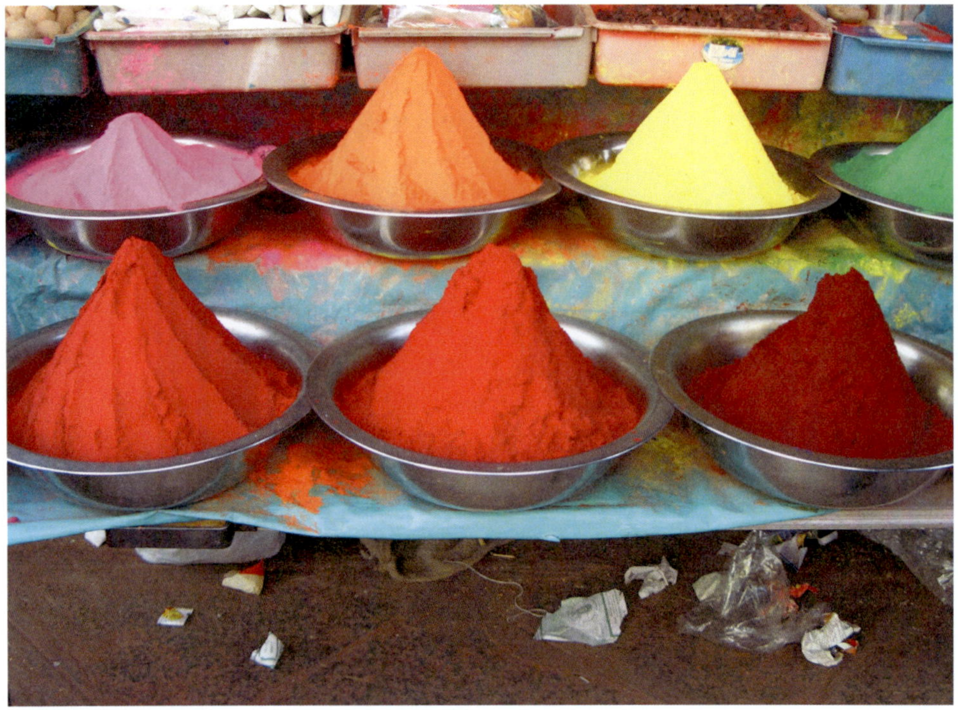

Abb.4: Farbpulver für das indische Holi-Fest

In Indien findet jährlich im Frühjahr das Fest „Holi“ (Hindi: „Fest der Farben“) statt, wobei sich die Menschen gegenseitig mit buntem Farbpulver bewerfen. Es gibt verschiedene Legenden hinter dieser Tradition, jedoch symbolisiert die Farbe in allen den Sieg des Guten über das Böse oder auch die Vertreibung des Winters durch den Frühling. Auch symbolisiert es Versöhnung und Gleichheit, denn an diesem Tag werden mit dem Werfen der Farbe alle Unterschiede von Status, Kaste, Alter und Geschlecht aufgehoben.

Auch der rote Punkt, welchen Hindus sich auf die Stirn malen und welcher das "Ajna Chakra", das "geistige" oder "dritte Auge" symbolisiert ist ein Beispiel für religiöse Gesichtsbemalung. Je nach Farbe, Zutaten, Formen (ein oder mehrere Streifen oder Punkt) kann dieses etwas über den (Ehe-)Status, Glaubensrichtung und Geschlecht aussagen. An diesem Beispiel wird sehr deutlich, wie eng auch die traditionellen Körpermalereien mit Themen wie Identifikation und Rolle einhergehen, gleichzeitig aber auch als Schmucksymbol gelten: Heutzutage werden die Punkte (Bindis) oft zum Kleben und mit Strasssteinen verkauft und verlieren somit teilweise ihre traditionellen Bedeutungen. Bei einer hinduistischen Hochzeit wird traditionell die Vermählung dadurch vollzogen, dass der Bräutigam der Braut rote Farbe in den Scheitel streicht und einen Punkt auf die Stirn malt, den sie von diesem Tag an als verheiratete Frau tragen und täglich erneuern wird.

Andere Formen von Körperkunst

Diese Bemalungen sind meist leicht mit Wasser wieder abwaschbar und werden entweder nur zu besonderen Anlässen getragen, oder müssen immer wieder aufgefrischt werden. Es gab aber auch schon früh andere Methoden, die Kunstwerke länger und dauerhafter auf der Haut haltbar zu machen. Für diese Kunstwerke wird wesentlich mehr Zeit und künstlerischer Ausdruck investiert. Beispiele hierfür sind die traditionellen Henna- Bemalungen der Hände und Füße in Indien und Arabien zur Hochzeit, welche ungefähr eine bis drei Wochen auf der Haut sichtbar sein können. Verwendet wird hierfür ein Farbstoff, der aus den getrockneten und gemahlenen Blättern der Hennapflanze gewonnen wird und der je nach Pflanze und Einwirkungszeit eine orangene bis dunkelbraune Farbe auf Haut oder Haaren hinterlässt und erst nach ein bis drei Wochen wieder verblasst.

Dauerhaft haltbar hingegen waren die Gesichtsverzierungen der Maori, der Ureinwohner Neuseelands. Hierbei handelte es sich um Tätowierungen, die mittels Kratz- und Schabwerkzeugen aus Vogelknochen in die Haut geritzt wurden, zusammen mit Farbe aus verkohltem Holz. Auch diese Tätowierungen (Moko) zeigten Geschlecht, Status, Herkunft, Rang und Individualität des Trägers an. [2] Mit dem Erhalten dieser Tätowierungen wurde zudem der wichtige Schritt von der Kindheit zum Erwachsenen gekennzeichnet und mit vielen Zeremonien begleitet. Sowohl Frauen als auch Männer trugen Moko, wobei die Männer meist im ganzen Gesicht, die Frauen hauptsächlich im Bereich der Lippen und des Kinns tätowiert waren. Bei den Männern hatten die einzelnen Gesichtspartien unterschiedliche Bedeutungen, beispielsweise standen die Zeichen an der Stirn für den Rang und die Schläfenregionen für den Ehestatus.[3]

Heutzutage kennt man Beispiele für Körperkunst (Bodyart) in der Europäischen Kultur vor allem in Form von Tattoos, Piercings, Bodypainting und natürlich dem herkömmlichen Make- Up. Piercings können einen gesellschaftlichen Protest, politische Einstellungen oder individuelle Vorlieben ausdrücken. Tattoos sagen heutzutage meist weniger über Herkunft und Status, als vielmehr über individuelle Schönheitsideale, politische Richtungen oder Familienkonstellationen aus, oder sind auf die Schmuckfunktion beschränkt. Viele Träger aber entscheiden sich für Tattoos mit einer ganz eigenen Symbolik, etwa die Namen oder Sternzeichen eines Kindes oder Geschwisters. Gerade innerhalb der Partnerschaft,

[2] Vgl. Stober, A.: Rituale der Maori, In: http://www.planet-wissen.de, 30.10.2009, Zugriff 2012

[3]Simmons, David/ Ko Te Riria: Moko Rangatira: Māori Tattoo, Reed 1999

Verwandtschaft oder auch in politischen Gruppen werden Tattoos als Zeichen der Verbundenheit eingesetzt, indem sich die Mitglieder dieses Verbundes gleiche oder ähnliche Tattoos stechen lassen. Immer aber ist ein Tattoo ein Symbol für die Ewigkeit, weil es – wenn nicht mit aufwendigen und teuren Verfahren entfernt – ein Leben lang auf der Haut hält.

Anders das Bodypainting, welches sich bereits nach einer Dusche im Wasser auflöst: Zwar hat auch dieses für den Träger oft eine persönliche Bedeutung, wenn er selbst über das Motiv entscheidet, wie z.B. bei einem privaten Fotoshooting. Aber mit dem Bodypainting wird der Körper in Werbung und Promotion oftmals auch als temporäre Werbefläche genutzt oder in der Kunst als lebende Leinwand. Es wird in vielen weiteren Zusammenhängen eingesetzt, wie z.B. im Fernsehen, Theater oder Musikvideos. Auch das Kinderschminken ist eine häufige Form des Bemalens der Haut und bietet Kindern die Möglichkeit, sich in ihre Lieblingsfiguren zu verwandeln.

Insgesamt wird bei dieser Betrachtung deutlich, dass es Körperkunst in verschiedensten Formen in allen Zeiten, Kulturen und Religionen gibt und gegeben hat. Es wird deutlich, dass Farbe auf der Haut schon immer und überall die Menschen fasziniert hat und dass diese Farbe auch schon seit je her dafür benutzt wurde, Identität, Selbstbewusstsein, Individualität oder Zusammengehörigkeit zu stärken. In nahezu allen Traditionen spielen diese Zwecke eine mindestens genauso große Bedeutung wie die reine Äußerlichkeit oder Schönheit der Kunst auf der Haut und die Wirkung auf das Gegenüber.

Formen des Bodypaintings

Es gibt verschiedene Formen des Bodypaintings mit unterschiedlichen Wirkungen und zu verschiedenen Zwecken:

Eine wesentliche und wohl die meist bekannte Form des Bodypaintings ist jene, bei dem Motive auf dem ganzen Körper platziert werden. Das lebende Kunstwerk kann sich hierbei bewegen und vor der Kamera die Posen variieren, ohne dass das Gesamtkunstwerk an Wirkung verliert. In diesem Buch wird diese Form als „Live- Bodypainting“ bezeichnet. Einsatzmöglichkeiten sind beispielsweise Messen oder Events, aber auch Wettbewerbe wie das alljährlich stattfindende World- Bodypainting- Festival, in welcher die Weltmeister in verschiedenen Kategorien gekürt werden.

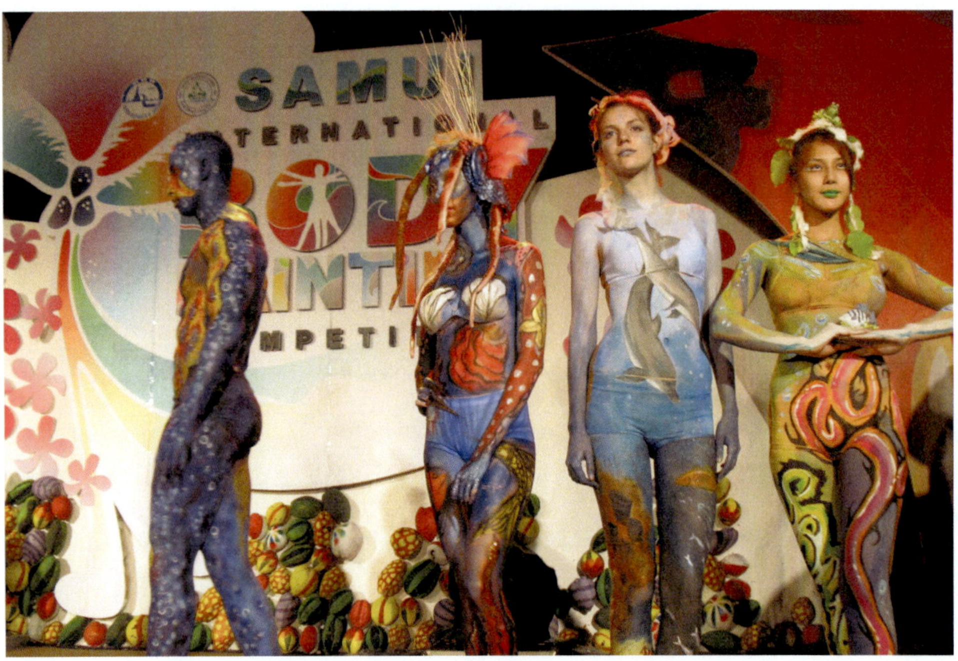

Abb.5: Bühnenpräsentation auf einem Bodypaintingfestival

Eine andere Form ist das Fine- Art- Bodypainting, welches meist nur für ein Foto und eine mögliche Pose des Modells konstruiert wird. Das Painting verliert seine Wirkung oft, wenn es aus diesem Kontext oder aus einer bestimmten Position herausgebracht wird und ist daher meist auf ein Foto beschränkt. Eine mögliche Unterkategorie hierbei ist das Camouflagebodypainting, bei welchem der Körper „versteckt“ und z.B. „in den Hintergrund hinein“ gemalt wird.

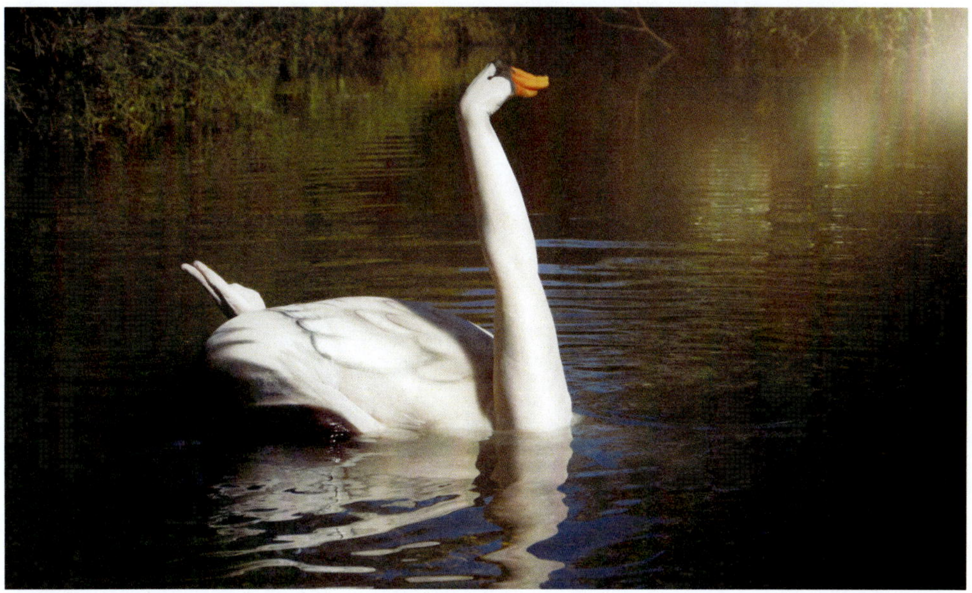

Abb. 6 Beispiel für ein Fine-Art Bodypainting

Außerdem gibt es weitere Differenzierungen wie Facepainting, bei dem nur das Gesicht bemalt oder Bellypainting, bei dem der Bauch einer Schwangeren zur "Leinwand" wird. Generell meint "Body -Painting" schließlich das Bemalen des Körpers, wobei dies nicht impliziert, dass der gesamte Körper bemalt werden muss. Gerade in der therapeutischen Situation geht es oftmals nur um die Berührung mit Farbe einzelner Körperteile wie

Arme, Gesicht, Hände, Brust oder Bauch.

Neben dem puren Gebrauch von Farbe auf Haut gibt es auch die Möglichkeit, plastische Latex- oder Silikonteile, Stoff, Papier oder andere Materialien mittels Hautkleber auf dem Körper anzubringen. Dies bietet nochmals eine ganz andere Dimension der Verfremdung des Körpers.

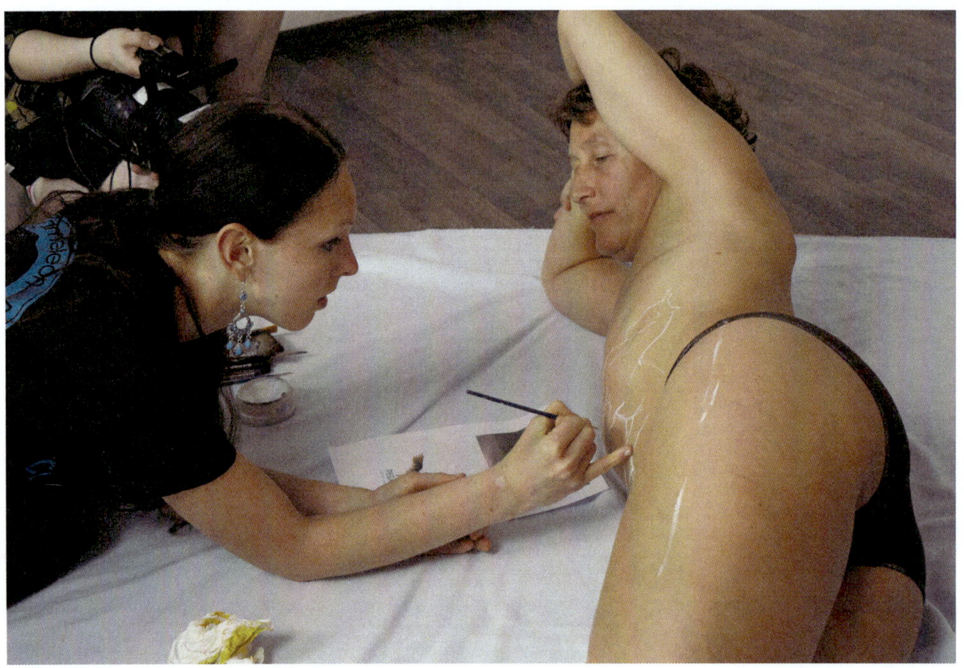

Abb.7: Bemalung einer Brustkrebspatientin

2. Das Material

Farben

In der Geschichte der Körperkunst gab es viele Veränderungen, was den Gebrauch des Materials betrifft. Von Erdtönen und Pflanzenextrakten über Schokolade bis hin zu hochwertigen Bodypaintingfarben reicht die Palette der Farben, welche auch heute noch gebraucht werden. Es gibt Farben auf Wasser-, Fett-, oder Alkoholbasis zu kaufen, es gibt flüssige, feste und cremige Konsistenzen.

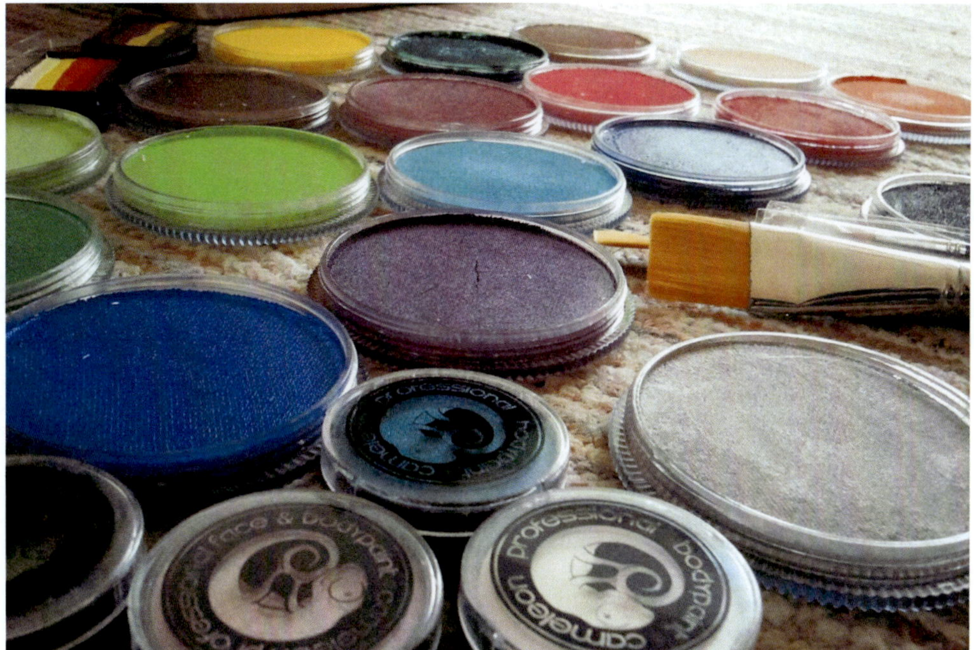

Abb.8: Farbcakes

Für die Bodypaintings sollten jedoch immer dermatologisch getestete Schminkfarben (z.B. von Cameleon, Eulenspiegel, Kryolan) auf Wasserbasis verwendet werden, um Hautunverträglichkeiten zu vermeiden und das Painting schnell und einfach hinterher entfernen zu können. Die Farben gibt es beispielsweise in festen Cakes, können mit Wasser angerührt und anschließend mit weichem Pinsel oder feinporigem Schwamm aufgetragen werden. Wichtig ist hierbei, die Farbe nicht mit zu viel oder zu wenig Wasser zu verwenden, da sie sonst nicht stark genug deckt bzw. anfängt zu laufen. Als Hilfe hierfür ist der Einsatz einer Wasserspritze (Blumenspritze) zu empfehlen, womit man ein paar Spritzer jeweils in den Cake gibt, anstatt den Pinsel in das Wasser zu tauchen.

Es gibt außerdem cremige Flüssigfarben, die hochdeckend sind, nicht mehr angerührt werden müssen und daher sofort verwendbar sind. Der Nachteil dieser Farbe ist jedoch, dass sie oft dicker aufgetragen wird, schneller zu Farbrissen neigt oder anfängt, zu bröckeln. Die Flüssigfarbe eignet sich allerdings gerade bei Kindern für das aktive Malen, da sie wie Fingerfarbe auch ohne Pinsel verwendet werden kann.

Andere Flüssigfarben lassen sich auch zum Airbrushen verwenden. Beim Farbauftrag mit der Airbrushpistole wird die Farbe auf die Haut gesprüht. Dadurch lassen sich z.B. Übergänge oder Lichteffekte gut darstellen. Diese Technik verlangt Kenntnisse und Übung im Umgang mit der Airbrushpistole und ist nicht für absolute Anfänger direkt im Umgang mit dem Klienten zu empfehlen. Es ist möglich, Pinseltechniken und Airbushtechniken einzeln für ein ganzes Bodypainting zu verwenden oder beides zu kombinieren. Dies ist den Künstlern überlassen, die zumeist eine Vorliebe für eines von beidem haben. Allerdings sollte der Künstler im Hinblick auf die therapeutische Wirkung im Blick haben, dass der Pinsel sehr viel intimer (da näher) ist. Bei einer Umfrage[4] unter rund 100 Bemalten gaben 72% derjenigen, die sowohl Pinsel, als auch Airbrush erfahren hatten, an, dass der Pinsel sich angenehmer anfühle. Die Berührung mit dem Pinsel wird oft als „Massage“ und „entspannend“, der nasskalte Luftstrom der Airbrushpistole teilweise als „unangenehm kalt“[5] beschrieben. Bei der Durchführung der therapeutischen Bodypaintings sollte der Therapeut sich immer an dem Wohlbefinden des Modells orientieren. Da es im therapeutischen Verhältnis meist darum geht, Vertrauen und Nähe und somit eine Grundlage zur Behandlung und Problemlösung aufzubauen, ist der Griff zum Pinsel und Schwamm in den meisten Fällen eine gute Wahl. Genaueres hierzu wird auch im Kapitel zu „Berührung“ erläutert.

Die Farbe ist gut haltbar und kann ohne Probleme stundenlang "getragen" werden, ohne dass es z.B. anfängt zu jucken. Wenn die Farbe getrocknet ist, liegt sie kaum spürbar auf der Haut, spannt und brennt nicht. Sogar Schweiß und Wasser sind bis zu einem gewissen Grad unproblematisch; erst die Kombination von Wasser und Reibung schadet dem Motiv.

Mit Wasser, Seife und etwas "Schrubben" - sehr gut eignet sich ein Peelinghandschuh- ist das Werk jedoch leicht und rückstandslos abwaschbar.

Die Haut muss im Vorhinein nicht speziell vorbereitet werden. Lediglich von unmittelbar vorherigem Gebrauch von Bodylotion oder Öl sollte verzichtet werden, um einen besseren Halt der Farbe zu gewährleisten.

---

[4]Marwedel, Gesine: Umfrage Bodypainting aus Modelsicht, 2018. Es wurden 116 Teilnehmer unterschiedlicher Altersstufen, Geschlechter und Hintergründe befragt, die bereits ein Ganz- oder Teilkörperbodypainting gemacht hatten.

[5]Ebd.

Special Effects

Neben dem Malen mit Farbe können zusätzlich auch dreidimensionale Elemente auf den Körper gebracht werden. Dies können Steine, Perlen, Pailletten, Wimpern, Haarteile oder falsche Nägel ebenso sein, wie Formen aus Silikon oder Latex. Dreidimensionale Formen ermöglichen eine Verfremdung des Körpers bzw. eine komplette Veränderung der Grundformen der „Leinwand". Gerade in therapeutischem Kontext ist dies eher eine seltene Handlungsweise, kann aber auch Zunutze gemacht werden. Jedoch brauchen die Vorbereitungen von Latexteilen viel Zeit und verursachen deutlich höhere Kosten.

Die zusätzlichen Dekorationen werden mit ebenfalls hautfreundlichen Produkten wie Hautkleber (z.B. Mastix) angebracht. Sowohl bei der Benutzung von Kleber, als auch bei Latex sollte zuvor an einer kleinen Hautpartie die Verträglichkeit getestet werden. Hier sollte der Künstler immer auch Mittel bereithalten, um den Kleber wieder problemlos abzulösen, da dies sonst für das Modell sehr unangenehm werden kann.

Hygiene

Beim Bodypainting generell, speziell aber bei Patienten mit Narben, Verbrennungen (also gereizter Haut) oder Krebspatienten muss stark auf die Hygiene geachtet werden.

Viren, Bakterien und Pilze können durch den Pinsel übertragen werden, wenn dieser nicht gründlich gesäubert und desinfiziert wurde. Insbesondere beim

Kinderschminken, wo ein Kind nach dem anderen an die Reihe kommt, ist dies eine Herausforderung.

Es gibt mehrere Methoden, um Pinsel hygienisch zu reinigen. Im ersten Schritt muss die Farbe mit Hilfe von Pinselseife oder Kernseife aus dem Pinsel gewaschen werden. Im zweiten Schritt empfiehlt es sich, die Pinsel auskochen: Die Pinsel werden 3,5 min in kochendes Wasser getaucht. Es ist sehr wichtig, die richtige Zeit abzupassen, denn es braucht mindestens 3 Minuten, um Keime, Bakterien, Pilze und Viren abzutöten, aber bei längerer Zeit kann sich der Klebstoff der Pinsel auflösen oder die Pinselhaare krümmen sich.

Eine andere Methode ist, die Pinsel in Desinfektionsmittel oder Alkohol zu tauchen. Wichtig ist, dass ein kurzes Eintauchen nicht genügt und auch nicht alle Desinfektionsmittel gleich wirksam sind[6]. Die Zeitangaben auf der Verpackung sollten dabei beachtet werden. Beim Kauf sollte unbedingt darauf geachtet werden, dass das Desinfektionsmittel auch für den Hautkontakt gedacht ist. Anschließend sollten die Pinsel abermals gründlich mit Wasser ausgespült werden.

Auch Geräte wie Ultraschallgeräte oder Dampfsterilisatoren können zur Reinigung und Desinfektion verwendet werden. Eine absolute Sicherheit, alle Keime, Bakterien und Viren abzutöten, hat man aber nie[7]. Eine relativ sichere Methode ist, mehrere Methoden zu kombinieren und zwischen den einzelnen

[6]Vgl. Rabenau, Holger: Desinfektionsmittel: Womit Viren abgetötet werden, In: https://www.aerzteblatt.de/archiv/73269/Desinfektionsmittel-Womit-Viren-abgetoetet-werden, Zugriff März 2018

[7]Vgl. Malberger, Lara: Wascht euch nicht krank! In: Die Zeit, Juni 2017

Einsätzen der Pinsel nochmals einige Tage verstreichen zu lassen und sie z.B. in der Sonne liegen zu lassen, denn auch UV- Licht tötet Keime.

Bei Krebspatienten während der Chemo ist die natürliche Schutzfunktion der Haut beeinträchtigt, was zu einem erhöhten Infektionsrisiko führt[8]. Die Pinsel müssen hier also zusätzlich besonders gereinigt und am besten mehrmals mit verschiedenen Methoden desinfiziert werden, evtl. können auch neue, eingeschweißte Pinsel verwendet werden. Ein weiterer Risikofaktor sind die Farben selbst, da vom Pinsel auch Keime auf die Farbe übertragen werden. Im Normalfall reicht eine oberflächliche Desinfektion der Farben aus, insbesondere wenn sie mehrere Tage zwischen den Paintings nicht benutzt werden. Bei Krebspatienten sind Flüssigfarben (oder Airbrush), bei denen die übrige Farbe in der Flasche nicht mit dem Pinsel in Berührung kommt die hygienischere Variante.

Stoff

Ein weiterer wichtiger Punkt bei der Beschreibung von Materialien ist die Einbringung von Stoff. Wichtig ist besonders die Unterwäsche. Die Modelle werden nahezu nie tatsächlich nackt gepaintet, selbst bei Ganzkörperpaintings werden zumeist Strings getragen, teilweise -je nach Veranstaltung, Intention und Gefühl des Modells - wird auch über einen BH oder Bikini gemalt. Die Stoffe dieser Bekleidungsstücke können ebenfalls mit - viel - Farbe übermalt werden und sind so von Weitem nahezu

[8]Vgl. Deutscher Krebsinformationsdienst (Hrsg.): Fieber, Entzündungen, Infektionen bei Krebs, In: https://www.krebsinformationsdienst.de/leben/fieber/fieber-risiko.php, Zugriff: März 2018

unsichtbar.

Am besten eignen sich hierfür Baumwollstoffe, da sie die Farbe gut aufnehmen und ein ähnliches Ergebnis des Farbtons erzielt wird, wie auf der Haut. Andere Stoffe aus Kunstfasern "verfälschen" oftmals den genutzten Farbton, womit man der Absicht, den String unsichtbar werden zu lassen, nicht mehr gerecht wird.

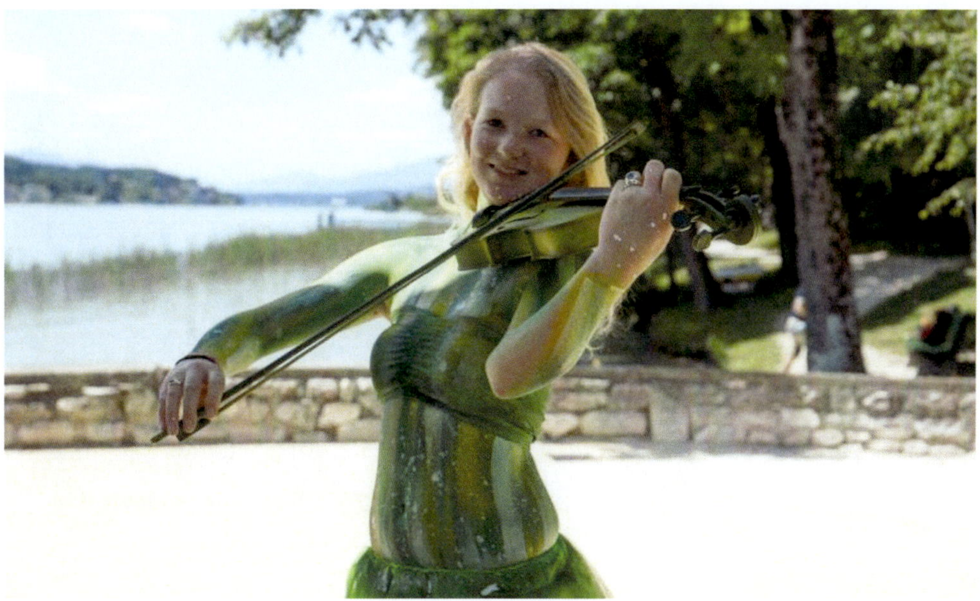

Abb. 9: Kombination von Bodypainting, Tutu und Bustier

Im therapeutischen Bereich ist es besonders wichtig, dass die Klienten sich wohl fühlen und darum selbst entscheiden, wieviel Stoff sie am Körper benötigen. Auch mit einem Slip oder einer Panty kann gepaintet werden oder das Painting wird von vornherein mit einem Rock o.ä. kombiniert. Wenn es kein Ganzkörperpainting sein soll, sondern sich die bemalten Bereiche auf z.B. Arme oder Gesicht beschränken, sollte auch die Kleidung dementsprechend farblich zum Bild passen.

3. Die "Leinwand"

Voraussetzungen

Um Bodypainting-Modell zu sein, ist ein perfektes Körpermaß oder eine ideale Figur im Gegensatz zu vielen anderen Bereichen der Fotografie eben nicht Voraussetzung. Im Gegenteil: Es gibt keine Grenzen, die durch den Körper gesetzt werden, denn gerade die Einzigartigkeit jedes Körpers machen hier das Gesamtkunstwerk. Magermodelle sind in diesem Bereich (glücklicherweise) nicht gefragt, denn der Künstler benötigt schließlich eine gewisse Fläche, um die Wirkung dieser Kunst entfalten zu können. Dadurch, dass viele Bodypaintingbilder verschiedener Künstler nicht immer nur Models mit Idealmaßen zeigen, fühlen sich gleichzeitig auch viele Menschen zum Ausprobieren ermutigt, ohne sich Gedanken über eine verlangte Perfektion des Körpers zu machen. Für die Therapie bedeutet dies eine von Anfang an lockere Atmosphäre, in welcher der Klient mit sich und seinem Körper zufrieden sein kann.

Voraussetzung für die Modelle sowohl im Bereich der Kunst, als auch im therapeutischen Feld ist jedoch eine gewisse Offenheit gegenüber Berührungen, grundsätzlich positive Einstellung zum eigenen Körper, um die Bemalung überhaupt zulassen zu können. Im Falle, dass der Klient selbst malt, werden eine gewisse Fingerfertigkeit, eine grundsätzlich positive Beziehung zum Bemalten sowie überhaupt zum Malen vorausgesetzt. Gleichzeitig sollte aber ein Bodypainting nicht ausgeschlossen werden, wenn die Voraussetzungen nicht zutreffen. Es kann immer auch eine Annäherung sein, wenn z.B. die Einstellung zum eigenen Körper oder das Zulassen von Berührungen ein Thema sind.

Die meisten Menschen, die sich einmal haben bemalen lassen, würden dies nach eigenen Angaben auch wieder tun bzw. tun es tatsächlich wieder. Auch das ist ein guter Hinweis auf die positive Wirkung, die das Bodypainting auf Menschen hat.

Geschlechterverhältnis

Die Mehrzahl derer, die gerne bemalt werden möchten, sind erfahrungsgemäß Frauen. In der bereits erwähnten Umfrage[9] machten sie rund 83% der Bemalten aus, 15,5 % waren Männer und 1% transsexuell. Eine Erklärung dafür ist zum einen, dass Frauen eher selbst künstlerisch interessiert sind, zum anderen gerne selbst Fotos von sich und ihrem äußeren Erscheinungsbild haben möchten. Frauen definieren ihr Selbstbild oftmals stärker über ihren Körper als Männer, brauchen stärker als Männer immer wieder eine Bestätigung des Selbstbildes, ein Spiegelbild[10]. Gleichzeitig sind sie aber auch offener gegenüber neuen Erfahrungen mit dem Körper, haben Spaß an der Verwandlung, Verkleidung, am Selbsterleben.

---

[9]Marwedel, Gesine: Umfrage zu Bodypainting aus Modelsicht, 2018

[10]Vgl. Bongers, D.: Das Körperselbstbild von Männern. In: Brähler,E.: Körpererleben. Ein subjektiver Ausdruck von Leib und Seele, Berlin Heidelberg, 1986, S. 137

Der Umgang mit der „lebenden Leinwand“

Als Künstler darf hier nicht vergessen werden: Die Leinwand ist lebendig und eben mehr als "nur" eine Leinwand!

Natürlich muss für den Künstler immer das Wohlbefinden des Modells im Vordergrund stehen - alltägliche Bedürfnisse wie Durst, Hunger, Toilettengang usw. dürfen und müssen beachtet werden. Da das Malen gerade bei sehr aufwändigen Motiven oft stundenlang dauern kann und viele Modelle aus Angst, den Künstler bei der Arbeit zu unterbrechen, die eigenen Bedürfnisse vernachlässigen, muss auch der Künstler sich immer wieder versichern, ob dem Modell etwas fehlt, ob es sich noch wohl fühlt, ob irgendetwas, irgendeine Berührung einer bestimmten Körperstelle unangenehm oder mit Scham verbunden ist, die Intimsphäre verletzt oder persönliche Grenzen überschreitet - in diesem Falle ist ganz wichtig: Die Gefühle, Gesundheit und Bedürfnisse des Modells stehen an oberster Stelle - und das ganz besonders im therapeutischen Setting und in der Arbeit mit Klienten oder Patienten.

Klienten für ein therapeutisches Bodypainting

Welche Klienten sind es überhaupt, für die das Bodypainting als Therapieform bzw. Therapieinhalt in Frage kommen kann?

Bodypainting ist grundsätzlich nicht als reine oder einzige Form der Therapie im Falle einer psychischen Störung einzusetzen. Hier ist immer noch die regelmäßige Behandlung durch andere Methoden wie die Psychotherapie oder andere Formen der Kreativ- und Kunsttherapie von großer Wichtigkeit.

Bodypainting kann aber in diesem Rahmen unter Berücksichtigung der Eignung dieser Methode für den jeweiligen Patienten eine Form der Ausdrucksmöglichkeit im anschließenden Rollenspiel oder aber ein positives Körpererleben und eine positive Erfahrung mit dem eigenen Körper sein und hat in diesem Sinne durchaus eine therapeutische Wirkung.

Als einmaliges Erlebnis für Klienten, die (noch) nicht von einer psychischen Störung betroffen sind, aber beispielsweise unter Selbstzweifeln leiden, oder dabei sind, eine Veränderung (z.B. körperlicher Natur) zu verarbeiten, ist Bodypainting ebenfalls eine gute Methode, um sich selbst wieder positiver zu erleben.

Bodypainting kann nicht nur das Selbstbewusstsein durch positives Körpererleben stärken, es kann helfen, den Körper wieder als Ganzes zu betrachten, ohne nur die „Makel" zu fokussieren; es kann helfen die eigene Identität als Mann/Frau zu stärken und sich selbst als „schön" zu empfinden; es kann helfen, Berührungen (wieder) zu erlauben; es kann dadurch auch positive Auswirkungen auf Partnerschaft und Sexualität haben.

Die Personengruppen, für die Body- oder Facepainting in diesem Sinne sinnvoll sein kann, werden hier unterteilt in diejenigen mit und ohne einer diagnostizierten psychischen Störung/ Krankheit. Dies ist wiederum von Bedeutung für den Therapeuten bzw. Künstler, da für die Behandlung eines Patienten mit diagnostizierter psychischer Störung eine Behandlungs-/Heilerlaubnis vorliegen muss. Näheres hierzu wird in den nachfolgenden Kapiteln ausführlicher erläutert.

Mögliche Klienten ohne eine diagnostizierte psychische Störung nach ICD 10[11] sind alle diejenigen, die z.B. ihr Selbstbewusstsein stärken oder den Umgang mit verändertem Körperbild verbessern möchten. Das Bodypainting muss hierbei nicht zwangsläufig in eine fortlaufende (psycho-)therapeutische Behandlung eingebunden sein und kann schon als einmaliges Erlebnis wertvoll sein. Hintergründe können z.B. Verletzungen oder körperliche Krankheiten sein. Hier kann das Bodypainting auch eine Prävention vor psychischen Krankheiten sein, indem der Klient eine positive Einstellung zu sich und seinem Körper erfährt.

Klienten ohne psychische Störung nach ICD 10 (F00-F99) sind z.B.:

- Brustkrebspatientinnen (verändertes Körperbild) und deren Partner
- Kinder, die von Krebs betroffen sind (z.B. Bemalung der Glatzen)
- Stoma- Patienten[12]
- Menschen, die von Amputationen betroffen sind
- Menschen, die von Entstellung des Gesichts betroffen sind, z.B. durch Vernarbungen, Verbrennungen usw. und deren Partner/ Kinder
- Menschen mit taktilen Wahrnehmungsstörungen (Hyper/ Hyposensibilität)
- Paare (in der Paartherapie)

---

[11]International Classification of Deseases ist ein internationales Klassifikationssystem von Krankheiten. Vgl. auch http://www.icd10data.com/ Zugriff März 2018

[12] Vgl. Schöttker, N.: Stomatherapie und Bodypainting - Ein neuer Weg? Vortrag an der Universitätsklinik Münster, 2010

- Familien (z.B Mütter und Kind)

- Schwangere

- Menschen mit Unruhezuständen, auch motorische Unruhe wie Restless Leg Syndrom

- werdende Geschwisterkinder

- Kinder im Hospiz oder Krankenhaus

- Kinder mit chronischen Krankheiten

Des eiteren gibt es auch die Möglichkeit, Bodypainting bei Menschen einzusetzen, die mit Krankheiten aus der ICD 10 diagnostiziert worden sind. Da es sich hierbei um eine therapeutische Intervention handelt, sollte dies nur von Therapeuten oder in Kooperation mit einem Therapeuten durchgeführt werden. Zu den rechtlichen Hintergründen dabei wird in einem folgenden Kapitel eingegangen werden.

Die im Folgenden genannten Störungen können teilweise auch aus den oben genannten körperlichen Schäden hervorgehen. Beispielsweise können körperliche Entstellungen oder Vernarbungen und eine negative Einstellung zum eigenen Körperbild auch zu Essstörungen, Depressionen oder Störungen in der Sexualität führen.

Beispiele für mögliche Patienten <u>mit</u> einer diagnostizierten Krankheit nach ICD10 (F00-F99):

- Menschen mit Essstörungen, Störungen des Körperbildes (körperdysmorphe

Störungen)

- Menschen mit (leichter) Depression, Burnout, affektiven und emotionalen Störungen
- Autistische Menschen
- Hyperaktivität

Für die meisten anderen Menschen mit einer psychischen Störung ist Bodypainting keine Behandlungsoption. Es ist wichtig immer vorsichtig abzuwägen, ob Bodypainting bei einem Menschen aus dieser Kategorie angewendet werden sollte, da es auch negative Effekte haben kann. Dies sollte sehr individuell und natürlich immer mit dem Patienten zusammen entschieden werden. Auch sollte bei einer diagnostizierten Störung der Arzt oder behandelnde Psychotherapeut/ Onkologe/ Psychoonkologe zu Rate gezogen werden, ob es eine Kontraindikation gibt.

Allerdings gibt es auch Grauzonen. Beispielsweise kann eine essgestörte Frau sich von einem Künstler anmalen lassen und es für sich selbst als wichtigen Schritt sehen und evtl. sogar für sich als „therapeutisch“ bezeichnen. Der Künstler muss hierbei nicht zwangsläufig eine therapeutische Ausbildung haben – wenn er ausdrücklich nur die Kunst als Dienstleistung anbietet und keine Therapie. Wie man als Künstler in solchen Fällen herangeht, ohne rechtliche Konsequenzen bei fürchten zu müssen, wird in einem nachfolgenden Kapitel zu den rechtlichen Hintergründen erläutert.

Im Folgenden soll auf eine bestimmte Klientengruppe gesondert eingegangen werden. Brustkrebspatientinnen gehören auch für einen Bodypaintingkünstler ohne therapeutische Ausbildung oft zu den Klienten, die nach einem Bodypainting fragen. Oftmals bekommt hier der künstlerische Prozess eine therapeutische Bedeutung, ohne dass der Künstler dies beabsichtigt.

Bodypainting nach Brustkrebs

Brustkrebs und Psyche

Brustkrebs hinterlässt auch nach erfolgreicher Behandlung oft psychische Folgen bei den Patientinnen, welche von diesen häufig als einschneidender erlebt werden als die medizinische Behandlung selbst. Dies kann einerseits zu einer Erschwerung des Heilungsprozesses bzw. zu einer Verschlechterung des Krankheitsverlaufs, andererseits aber auch auf lange Sicht zu psychischen Begleitsymptomen führen[13]. Andererseits weisen die Ergebnisse verschiedener Studien eine gar nicht so starke Korrelation zwischen Krebserkrankung und langfristigen, bleibenden psychischen Krankheitssymptomen auf: Die meisten Patientinnen zeigen im akuten Stadium zwar deutliche psychische Reaktionen, bewältigen diese aber selbstständig und gehen oft anschließend sogar gestärkt daraus hervor [14].

Studien zeigen, dass psychische Folgeerkrankungen wie Depressionen, Posttraumatische Belastungsstörungen oder Angststörungen dann am

---

[13] Vgl. Isermann, M.: Psychische Komorbidität bei Brustkrebs, In: Ditz, S./Diegelmann,Ch/ Isermann,M. (Hrsg.): Psychoonkologie – Schwerpunkt Brustkrebs. Ein Handbuch für die ärztliche und psychotherapeutische Praxis, Stuttgart 2006, S.103

[14] Vgl. Isermann, M.: Psychische Komorbidität bei Brustkrebs, In: Ditz, S./Diegelmann,Ch/ Isermann,M. (Hrsg.): Psychoonkologie – Schwerpunkt Brustkrebs. Ein Handbuch für die ärztliche und pschotherapeutische Praxis, Stuttgart 2006, S. 108

häufigsten auftreten bzw. am ehesten langfristig bleiben, wenn die Patientin wenig Rückhalt in der Familie oder beim Partner findet.

Vertrauen und Sicherheit in der Partnerschaft ist auch für die Sexualität von großer Bedeutung und die Sexualität wiederum ist für die Partnerschaft wichtig. Einschränkungen und sexuelle Probleme in diesem Zusammenhang sind leider immer noch ein größtenteils tabuisiertes Thema sowohl in Öffentlichkeit, als auch bei den Ärzten und Patientinnen.

Die Brust und die weibliche Identifikation

Die Brust ist ein Symbol für Weiblichkeit, für Schönheit, für Jugend und für Unversehrtheit. Der Krebs trifft die Frau hier an der „verwundbarsten Stelle ihrer weiblich identifizierten Persönlichkeit. Ihr die Brust zu amputieren führt zu einer bedeutsamen Veränderung ihres Körperbildes, erschüttert ihr weibliches Selbstverständnis und ihre psychosoziale Rollensicherheit“[15].

Daraus resultieren oftmals Störungen des Körperbildes, des Selbstkonzeptes bzw. der Einstellung zum eigenen Körper. Der Körper wird als unattraktiv und makelhaft empfunden; Gefühle von Ekel, Abneigung, Scham und Minderwertigkeit können auftreten. Vielen Patientinnen bereitet es große Schwierigkeiten, sich selbst im Spiegel zu betrachten oder sich zu berühren[16]. Als Folge dieser Selbstzweifel, Ängste und Minderwertigkeitsgefühle ist

---

[15] Ditz, S.: Sexualität nach Brustkrebs, In: Ditz, S./Diegelmann,Ch/ Isermann,M. (Hrsg.): Psychoonkologie – Schwerpunkt Brustkrebs. Ein Handbuch für die ärztliche und pschotherapeutische Praxis, Stuttgart 2006, S. 142

[16] Vgl. Holmberg, Ch.: Diagnose Brustkrebs. Eine ethnografische Studie zu Krankheit und Krankheitserleben, Frankfurt/ Main 2005, S.199

meist auch die Sexualität betroffen, woraus wiederum Störungen in der Partnerschaft und auch Trennungen resultieren können.

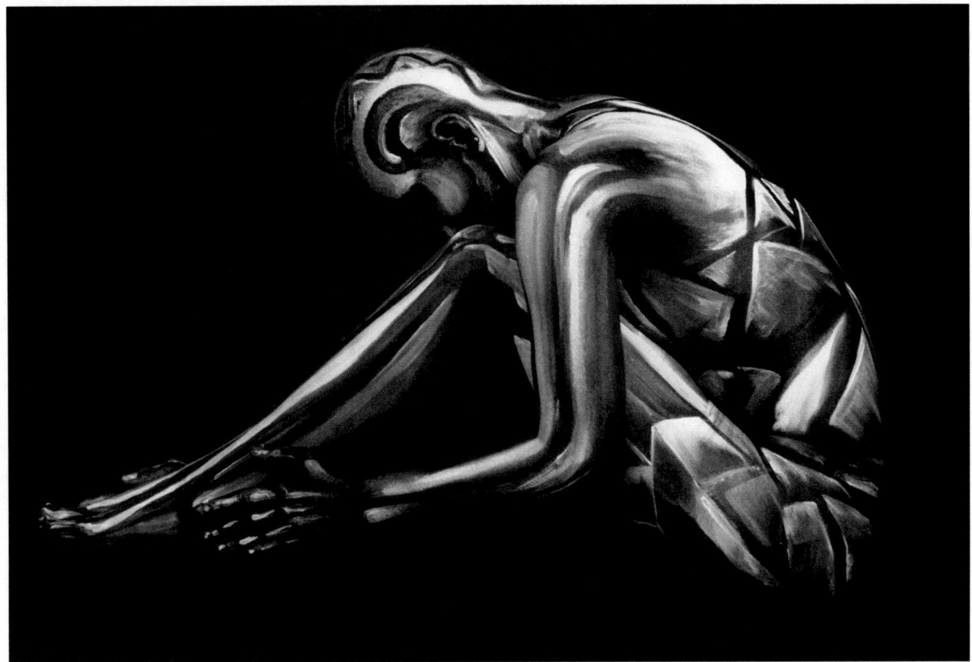

Abb.10: Bemalung einer Krebspatientin

Ziele des Bodypaintings bei Brustkrebs

Das Bodypainting soll an dieser Stelle Selbstvertrauen schaffen. Es soll der Patientin die Möglichkeit geben, sich wieder im Spiegel und auf Fotos ansehen zu können, ohne Gefühle wie Ekel und Scham zu empfinden. Die Krebspatientin soll sich selbst wieder als „schön“ wahrnehmen können. Über das Medium Farbe ist eine erste Annäherung an eine Identifikation mit dem veränderten Körper leichter; der Blick in den Spiegel lässt sich leichter ertragen und sogar das Berühren von Narben fällt nicht mehr so schwer, wenn der dünne Schutzfilm der Farbe darauf liegt.

Auch für den Partner kann dies eine Hilfe darstellen, denn auch er weiß oft nicht, wie er mit der veränderten Situation umgehen soll, was er berühren darf, was er selbst ertragen kann. Hier ist eine Sitzung gemeinsam mit dem Partner oftmals sinnvoll.

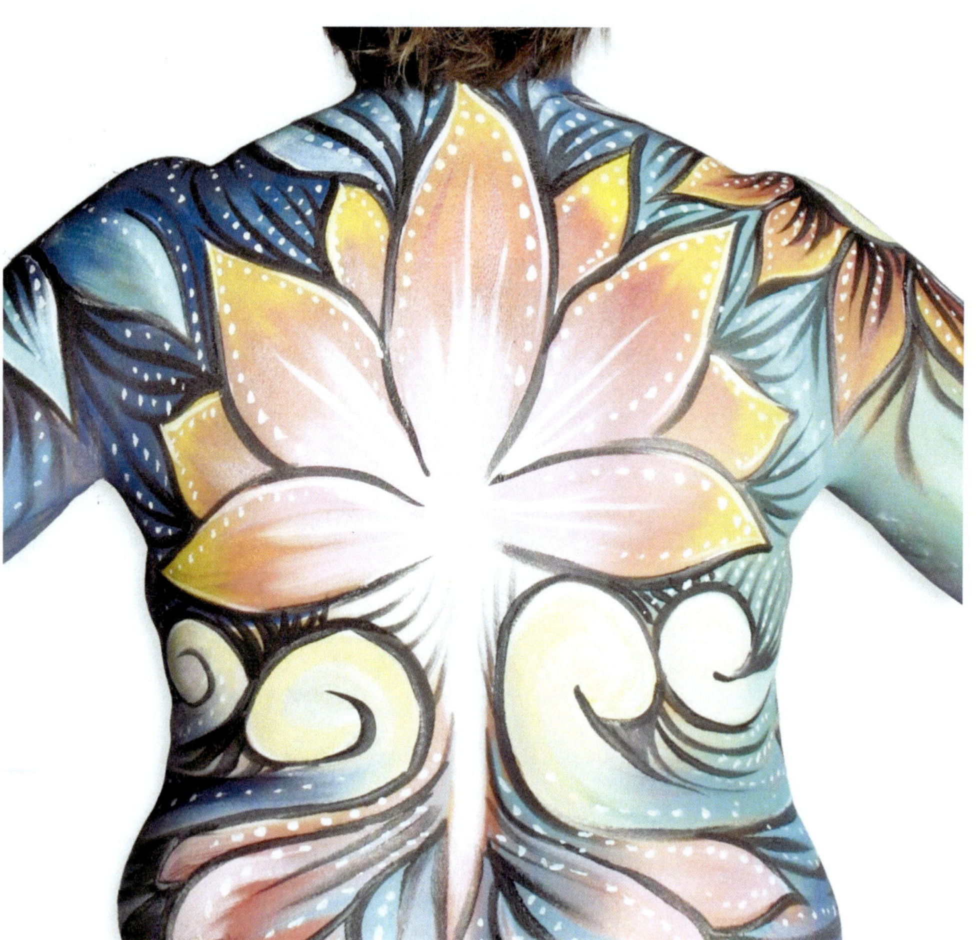

Abb.11: Bemalter Rücken einer Brustkrebspatientin

4. Der Künstler und Therapeut

Bodypainting als Therapieform - eine Brücke zwischen Kunst und Psyche. Dies erfordert beim Künstler bzw. Therapeuten eine Doppelrolle und verlangt beim Durchführenden Wissen und Erfahrung in beiden Bereichen.

Zwar kann auch die reine Bemalung einen positiven Effekt auf das Selbstbewusstsein des Klienten haben und auch ein nicht-künstlerische versierter Therapeut kann Elemente dieser Therapie einsetzen, da oft gar nicht das malerische Können im Mittelpunkt steht; jedoch ist es von Vorteil, auf beiden Gebieten gute Kenntnisse zu haben, um flexibel, sicher und klientenorientiert in diesem übergreifenden Feld zu arbeiten. Je nach Art der Therapie variiert die Rolle bzw. Aufgabe des Therpeuten stark. In einigen Settings beschränkt sie sich darauf, die Interaktion zwischen zwei Klienten anzuregen, über das Medium Farbe, Kontakt und Gespräche herzustellen. In anderen Settings muss er selbst den Pinsel in die Hand nehmen und bestimmte Motive malen, die im Austausch mit dem Klienten erarbeitet worden sind. Gerade als Künstler besteht oft die Schwierigkeit darin, die subjektive, künstlerische Betrachtungsweise in der Therapie aufzugeben, gerade wenn beispielsweise Kinder malen. Hier muss man von der künstlerischen Qualität des Ergebnisses ab- und den Malprozess als eigentliches Ziel ansehen; die Therapeutin muss an dieser Stelle ein Stück des Künstlers ablegen, um zuzulassen, dass das Ergebnis nicht unbedingt ihren eigenen Vorstellungen und Geschmack entspricht. Diese Rolle einzunehmen fällt vielen Künstlern sehr schwer.

Rechtliche Grundlagen

Oft stellt sich die Frage, wer überhaupt wen bemalen/ behandeln darf?

Vom rechtlichen Standpunkt zumindest innerhalb Deutschlands ist wichtig, die Erlaubnis zum therapeutischen Umgang mit psychisch erkrankten Menschen zu haben; dies bedeutet, dass der Therapeut eine therapeutische Ausbildung, ein Studium und/ oder die Zusatzausbildung zum psychotherapeutischen Heilpraktiker haben muss, um Bodypainting als "Therapie" einsetzen und betiteln zu dürfen. Mögliche Ausgangsfelder sind beispielsweise die Kreativtherapie, Kunsttherapie, Psychotherapie, Dramatherapie oder Ergotherapie.

Die Abb. 3 bietet hierfür einen guten Überblick. Alles, was sich im Bereich „Kunst" befindet (auch in dem Zwischenbereich) und sich an Menschen ohne psychische Störung richtet, darf ohne therapeutische Ausbildung geschehen, auch wenn die Bemalung positive Effekte auf die Psyche des Bemalten hat und für ihn als „therapeutisch" empfunden wird. Wichtig ist, dass der Künstler es nicht als Therapie anbietet, sondern ganz klar kommuniziert, dass er lediglich für den künstlerischen Aspekt verantwortlich ist. Um sicherzugehen und rechtlich abgesichert zu sein, kann der Künstler sich ein Dokument unterschreiben lassen, in welchem der Klient versichert (oder besser vom Arzt unterschreiben lässt), dass er keine psychische Störung hat.

Alles, was sich im therapeutischen Bereich befindet, darf von einem praktizierenden Therapeuten[17] durchgeführt werden und auch als

[17]s. Heilpraktikergesetz § 1:(1) Wer die Heilkunde, ohne als Arzt bestallt zu sein, ausüben will, bedarf dazu der Erlaubnis.

Therapiemethode/ Methode der Kunst- oder Kreativtherapie kommuniziert werden. Es sollte aber wie bereits erwähnt in diesem Bereich niemals für sich allein stehen, sondern in andere Therapieangebote eingegliedert sein.

Diese Gesetze sind länderspezifisch und müssen vom ausführenden Künstler/ Therapeuten im jeweiligen Land selbst recherchiert werden.

Tipps zur Therapeutensuche

In erster Linie ist es wichtig, sich vorher zu informieren, in wessen Hände oder Pinsel man sich begibt und durchaus auch nach Ausbildungsgang, Erfahrungen und Arbeitsfeldern zu erfragen, um Enttäuschungen oder sogar eine Verschlechterung des psychischen Zustands zu vermeiden. Der Therapeut sollte unbedingt Erfahrungen in beiden Bereichen mitbringen und sich mit der vorliegenden psychischen Störung bzw. der Problematik auskennen.

Ein weiterer wichtiger Punkt bei der Therapeutenwahl ist die Sympathie. Eine positive Einstellung zum Gegenüber ist unbedingte Voraussetzung für eine gelungene Therapie.

---

(2) Ausübung der Heilkunde im Sinne dieses Gesetzes ist jede berufs- oder gewerbsmäßig vorgenommene Tätigkeit zur Feststellung, Heilung oder Linderung von Krankheiten, Leiden oder Körperschäden bei Menschen, auch wenn sie im Dienste von anderen ausgeübt wird.

(3) Wer die Heilkunde bisher berufsmäßig ausgeübt hat und weiterhin ausüben will, erhält die Erlaubnis nach Maßgabe der Durchführungsbestimmungen; er führt die Berufsbezeichnung "Heilpraktiker".

5. Arten therapeutischen Bodypaintings

Es gibt verschiedene Arten des therapeutischen Bodypaintings. Grundsätzlich muss zunächst unterschieden werden, wer das Painting durchführt und was bemalt wird:

- Der Therapeut kann den Klienten/ Patienten bemalen.

  Der Klient ist eher passiv beteiligt, das Erleben des eigenen Körpers und das Ergebnis steht im Vordergrund. Zielbereiche können Verbesserung der Wahrnehmung, Sensorik, Selbstwahrnehmung, des Körperbildes, der Identität, Selbstbewusstseins oder Entspannung sein.

- Der Klient/ Patient kann sich selbst bemalen

  Der Bemalte ist zugleich Bemalender und ist somit aktiv am Prozess beteiligt. Er kann sich selbst im Malen ausdrücken. Hier können neben der Wahrnehmung, Selbstbewusstsein, Identität und Sensorik auch Handlungsfähigkeit, Eigeninitiative, Selbstvertrauen und Selbstausdruck gefördert werden. Die Bemalung ist jedoch meist beschränkt auf Teilkörperbereich z.B. Gesicht oder eine Hand. Je nach Klient kann es auch zu Frustration führen, wenn er mit der eigenen Malerei nicht zufrieden ist.

- Der Klient/Patient kann vom Partner/ Kind bemalt werden oder sie können sich gegenseitig bemalen.

  Der Therapeut unterstützt hierbei lediglich den Prozess. Gefördert werden Vertrauen, Interaktion, Kommunikation, Einblicke in die Wahrnehmung des anderen, Abbau von Hemmschwellen bei Berührungen (z.B. von Narben). Der Prozess kann für beide Partner sowohl aktiv als auch passiv sein.

Neben der Unterteilung in aktive/ passive Prozesse, kann unterschieden werden, was bemalt wird:

- Es kann der ganze Körper, der halbe Körper (z.B. nur der Oberkörper) oder Teilkörper wie Arme, Beine, Gesicht bemalt werden. Manchmal besteht die „Bemalung“ auch nur aus einzelnen Strichen oder Punkten oder auch nur aus Pinselstrichen ohne Farbauftrag. Dabei handelt es sich um den direkten Auftrag von Farbe auf der Haut.

- Es kann auf einem Objekt gemalt werden, das den Körper des Klienten/ Patienten darstellt wie z.B. eine Gipshand, ein Körperumriss. Dies ist z.B. eine mögliche Vorbereitung auf ein Bodypainting oder eine aktive Vorarbeit. Es wird hier als „indirektes Bodypainting“ bezeichnet.

Das folgende Schaubild soll die Möglichkeiten und Arten verdeutlichen:

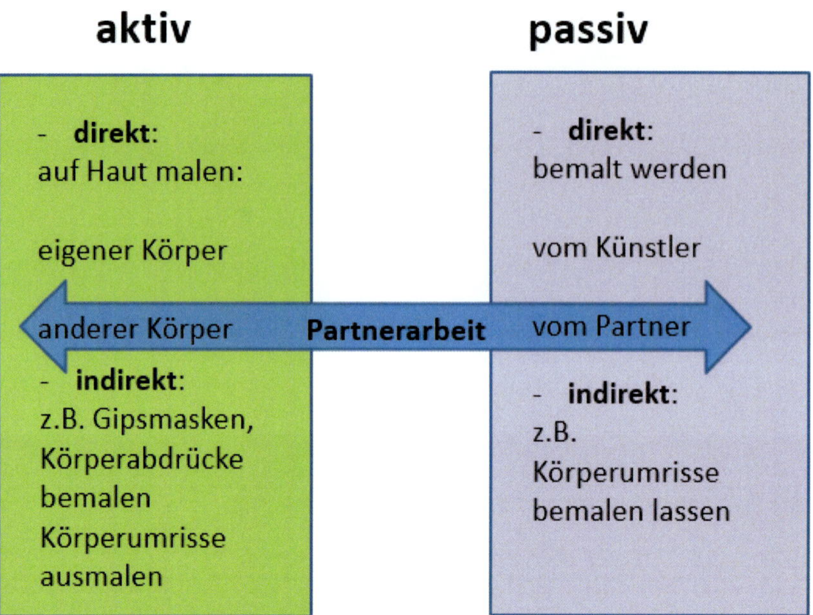

Abb.12: Arten therapeutischen Bodypaintings

Je nachdem welche Bereiche gefördert werden sollen oder was mit dem Bodypainting erreicht werden soll, kann die Art des Paintings ausgewählt werden. Um sich darüber im Klaren zu werden, ist eine ausführliche Vorbereitung von Bedeutung:

6. Vorüberlegungen und Vorbereitungen

Vor der Durchführung sollte zunächst ein Vorgespräch mit einer ausführlichen Anamnese stattfinden. Wichtig ist die Klärung der aktuellen Situation und eine Zielsetzung. Dafür spielen auch berufliche, persönliche und familiäre Hintergründe eine Rolle. Außerdem wichtig sind Hinweise auf Allergien und Hautunverträglichkeiten, die evtl. auch vorher an einer kleinen Hautstelle getestet werden können. Gerade bei Narben und Verbrennungen sollte sichergegangen werden, dass diese vollständig verheilt sind. Im Zweifelsfall muss hier Rücksprache mit dem behandelnden Arzt gehalten werden.

Vor dem eigentlichen Malen werden immer bereits Motive, Vorstellungen, zu bemalende Körperstellen usw. mit dem Klienten besprochen. Viele wünschen sich für die anschließenden Fotos eine bestimmte Position, welche dann im Vorhinein ausgetestet wird. Gut eignet sich im Falle eines Ganzkörperbodypaintings auch eine Vorübung mit Körperumrissen(s. Übungsteil).

Außerdem müssen zuvor selbstverständlich bestimmte Rahmenbedingungen geklärt und schriftlich festgehalten werden: Wer soll beim Malen mit involviert werden: Partner, Kinder, nur Therapeut? Soll es Fotos geben? Wer darf diese sehen? Was wird gemalt und welche Körperteile werden bemalt? Was darf nicht bemalt werden? Soll es bei den Fotos eine bestimmte Pose geben? Was soll diese aussagen? Hier ist ein Beispiel für eine mögliche Anamnese:

Nachname, Vorname:

Geburtsdatum:

Adresse:

Grund der Vorstellung:

Medizinische Vorgeschichte:

Medikamente:

Allergien:

Klinikaufenthalte:

Bisherige Therapien (Ergo-,Physio-, Psychotherapie, Frühförderung...):

Aktueller Gesundheitszustand (psychisch/physisch):

Motorische Fähigkeiten (Fein-/Grobmotorik):

Konzentration/Ausdauer:

Interessen:

Abneigungen:

Einstellung zum eigenen Körper:

Körperteile, die nicht angemalt werden sollen:

Wer malt?

Ziel (kurz/mittel/langfristig):

7. Der Malprozess

Nach den Vorbereitungen kann mit dem eigentlichen Painting begonnen werden. Soll ein bestimmtes Motiv gemalt werden, wird dieses meist mit Kajal oder weißer Farbe vorskizziert.

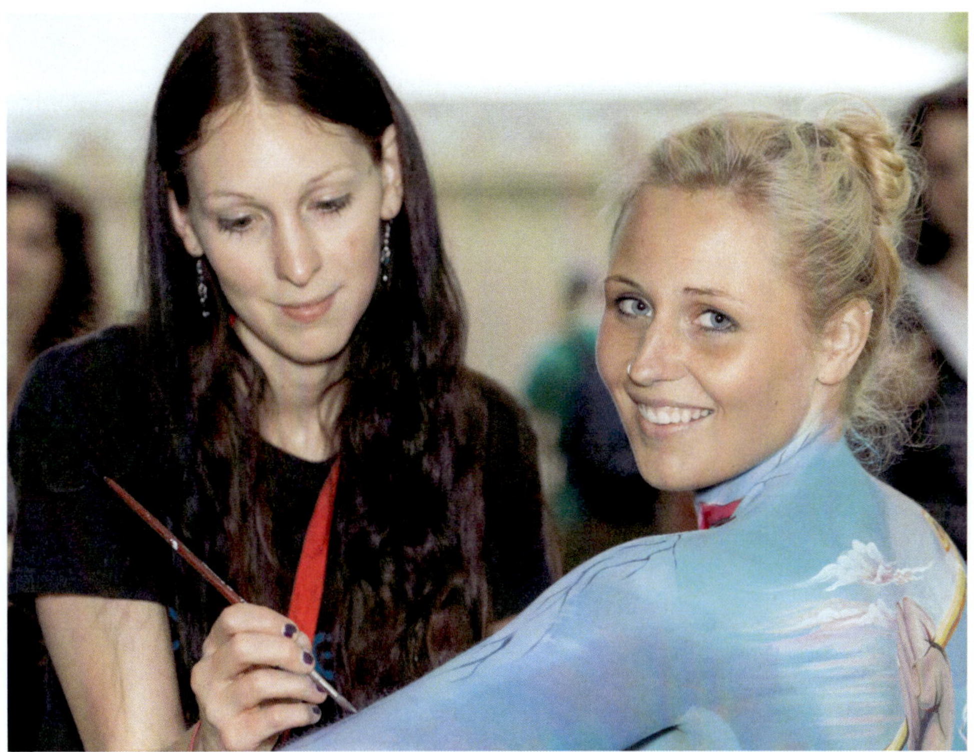

Abb.13: Der Malprozess

Dies wird oft bereits in der Haltung gemacht, in der auch später die Fotos entstehen sollen. Anschließend kann sich der Klient jedoch bequem hinsetzen oder hinlegen. Lediglich auf Messen, Wettbewerben oder Veranstaltungen wird überwiegend in stehender Position gemalt, da dies für das Modell sehr anstrengend werden kann. Viele Klienten sind nicht in der Lage, lange zu stehen oder zu sitzen, wie es ein körperlich fittes Modell wäre. Der ganze Malprozess und das Motiv sollte dem Grad an Fitness des Klienten angepasst werden, was oft nur eine Maldauer von ca. 2-3 Stunden ermöglicht.

Während des Malens ist es wichtig, auf die Bedürfnisse des Klienten zu achten: Wenn er zwischendurch Bewegung braucht, soll er sich dehnen und die Muskeln lockern; wenn es zu anstrengend wird, zu stehen, soll er sich setzen. Stellen die Berührungen mit dem Pinsel für den Klienten ein Problem dar, sollte evtl. gemeinsam entschieden werden, wie es weitergeht – vielleicht ist hier die Airbrushpistole eine Alternative – oder es muss abgebrochen werden. Auch eine solche Erfahrung bietet aber Gesprächsstoff: Es kann zusammen überlegt werden, woran das liegt und wie man weiter damit umgehen soll.

Je nachdem, ob der Klient dies wünscht, oder nicht, kann er jederzeit während des Malprozesses in einen Spiegel sehen. Allerdings wollen sich erfahrungsgemäß die meisten doch lieber vom fertigen Bild überraschen lassen.

Farbauftrag

Beim Malen wird meist zunächst grundiert. Dies geschieht entweder mit einem großen Grundierpinsel, einem Kabuki oder mit Schwämmchen, wobei hier getupft und auf keinen Fall gewischt werden sollte, um einen gleichmäßigen Farbauftrag zu erhalten.

Dabei muss beachtet werden, dass Farbflächen sich nicht stark überlagern, da dies zu "unsauberen" Farben führt bzw. zu dicken Farbschichten und die Farbe dann anfangen kann, Risse zu bilden.

Anschließend werden kleinere Farbflächen gestaltet, zum Schluss folgen Details und Schattierungen. Gegebenenfalls wird zum Schluss auch mit Glitzer gearbeitet, was gerade Kinder besonders toll finden.

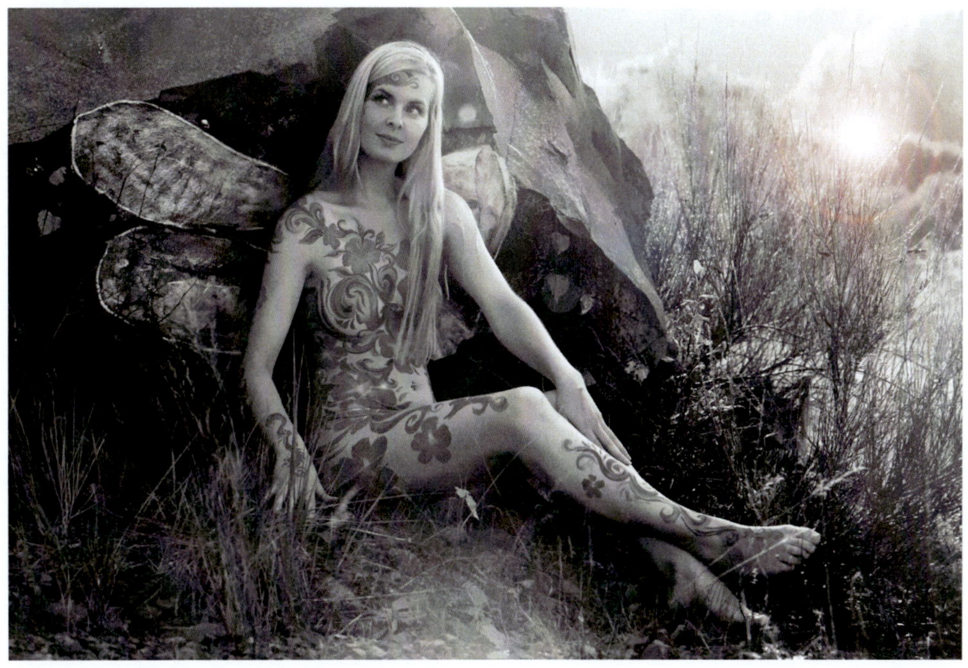

Abb.14: Bodypainting in der Natur

8. Therapeut-Klient-Beziehung

Die Beziehung zwischen Therapeut und Klient ist ein wichtiger Baustein für eine erfolgreiche therapeutische Intervention und gleichzeitig einer der Unterschiede zwischen Kunst und Therapie bzw. dem Arbeiten als Künstler und als Therapeut.

Als Künstler ist es möglich und wünschenswert, während des stundenlangen Malens eine positive und freundschaftliche Bindung zum Bemalten aufzubauen. Es wird z.B. Gespräche geben, bei denen es auch um den Künstler und auch um ihn als Privatperson geht, um Emotionen, um Persönliches.

Der Therapeut soll – angelehnt an die Gesprächstherapie nach Rogers - eine positive Grundhaltung einnehmen, dem Klienten wertschätzend und aktiv zugewandt begegnen. Er bringt Empathie entgegen, was das „unmittelbare Teilhaben am Erleben des anderen“[18] bedeutet. Das Gespräch aber bleibt beim Klienten, der Therapeut hört hauptsächlich aktiv[19] zu und bewahrt professionelle Distanz. Diese ist gerade beim Bodypainting oftmals nicht einfach, da durch die körperliche Nähe schnell eine freundschaftliche Haltung – auf beiden Seiten - entstehen kann. Es ist dabei Aufgabe des Therapeuten, das Phänomen der Gegenübertragung[20], also einer emotionalen Reaktion auf den Patienten, einzuordnen und damit professionell umzugehen.

[18]Vgl. Gesprächstherapie nach Rogers, In: Koeslin, Jürgen: Psychiatrie und Psychotherapie für Heilpraktiker, 3. Auflage, München 2011, S. 257ff

[19]Vgl. Gesprächstherapie nach Rogers, In: Koeslin, Jürgen: Psychiatrie und Psychotherapie für Heilpraktiker, 3. Auflage, München 2011, S. 257ff

Therapeutisches Arbeiten setzt eine emotionale Distanz voraus, freundschaftliche Beziehungen machen die therapeutische Arbeit unmöglich und sind im therapeutischen Berufsethos nicht erlaubt.

Grenzüberschreitungen

Nähe und Distanz sind ein wesentliches Thema beim Bodypainting. Es kann gleichzeitig auch ein Ziel sein, an diesen Punkten zu arbeiten (beispielsweise bei autistischen Menschen). Der Malende begeht beim Bodypainting eigentlich eine permanente Grenzüberschreitung, denn in einer normalen Situation würde man einen so engen körperlichen Kontakt (der Künstler ist mit Gesicht und Händen der nackten Haut des Bemalten sehr nahe) nur beim Partner dulden. Jeder Mensch hat individuelle Grenzen, wann z.B. einen Abstand zwischen sich und einer anderen Person als angenehm bzw. unangenehm empfunden wird. Diese unsichtbare Barriere wird beim Painten auf jeden Fall übertreten und es ist wiederum individuell, wie der Bemalte damit umgeht. Viele Menschen können sich hier leicht der Situation anpassen, die unsichtbare Grenze für diese Situation ausschalten. Einigen Klienten fällt dies jedoch schwer. Hier liegt es am Therapeuten, die unangenehmen Gefühle des Klienten zu bemerken und adäquat darauf zu reagieren. Meist lässt sich in einem Gespräch herausfinden, wie es für den Bemalten einfacher zu gestalten ist. Mit der Airbrushpistole ist z.B. eine größere Distanz beim Arbeiten möglich.

---

[20]Vgl. Psychoanalyse, In: Koeslin, Jürgen: Psychiatrie und Psychotherapie für Heilpraktiker, 3. Auflage, München 2011, S. 247ff

Der Effekt von Nähe und Distanz wird auch durch das folgende Modell des Johari- Fensters[21] veranschaulicht, eines sozialpsychologischen Modells zu Eigen- und Fremdwahrnehmung des Verhaltens, welches sich in diesem Fall auch auf die Körperwahrnehmung anwenden lässt:

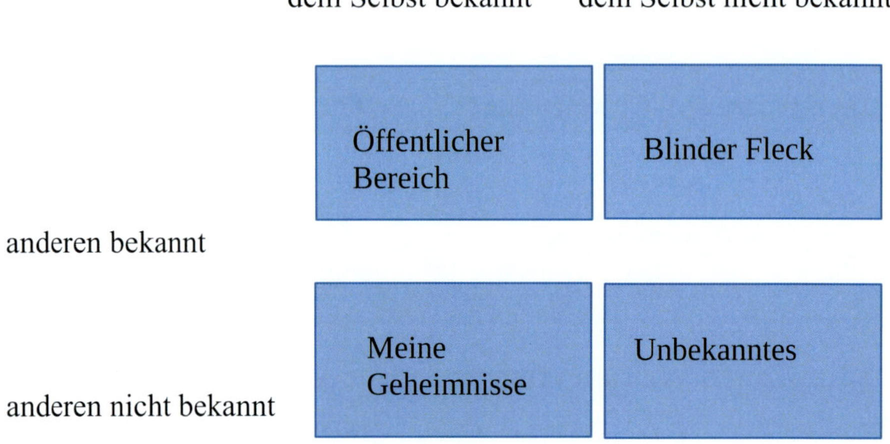

Abb. 15 Körperwahrnehmung

Es gibt einen öffentlichen Bereich, den Bereich des Körpers, der anderen gezeigt wird. Dies sind normalerweise hauptsächlich Gesicht, Arme und Hände und eventuell die Hälfte der Beine. Dann gibt es die geheimen Bereiche wie Brust und Intimbereich, der normalerweise nicht öffentlich gezeigt wird. Je nachdem wie vertraut das Gegenüber ist, können sich diese Bereiche verschieben; der Partner kennt auch jene Körperbereiche, wodurch der geheime Bereich kaum noch vorhanden ist und der öffentliche Bereich dementsprechend wächst. Das Unbekannte steht für die Teile des Körpers, die weder der Person selbst, noch einem anderen sichtbar sind wie z.B. das

[21] vgl. Das Johari-Fenster, In: Nowak, Jasmin: Selbst- und Fremdbild: Selbst- und Fremdwahrnehmung des Individuums, Norderstedt 2008,S.12f

Innere. Der blinde Fleck hingegen ist nur für andere sichtbar, für die Person selbst hingegen nicht (z.B. der Nacken, der Rücken, ohne Spiegel auch das Gesicht). Das Wissen um diese blinden Flecken ist immer mit einer gewissen Unsicherheit verbunden („Warum gucken alle so? Habe ich etwas im Gesicht?"), gerade in intimen Bereichen.

Beim Bodypainting verschieben sich diese Fenster stark. Der eigentlich geheime Bereich wird fast gänzlich öffentlich und der blinde Fleck wird dadurch größer. Gerade wenn es sich um ein öffentliches Bodypainting handelt, kann dies zu Unwohlsein und Unsicherheit führen. Der Painter sollte sich dies stets vor Augen führen und dem Modell hier helfen: Wichtig ist bei öffentlichen Paintings zuerst die intimen Bereiche wie Brust und Höschen zu bemalen. Je mehr Farbe, desto weniger Haut – und desto weniger blinde Flecken bzw. öffentlicher Bereich – ist deutlich zu sehen. Die Farbe wirkt wie ein Schutzschild. Überdies hilft vor allem Offenheit dem Modell gegenüber. Je mehr der Painter deutlich macht, dass nichts peinlich sein muss und er das Modell vor unangenehmen Blicken und unangenehmen Erlebnissen möglichst bewahren will, desto mehr wird er zum „Verbündeten" und Vertrauten. Tabuthemen wie Toilettengang, Darmgeräusche, die weibliche Periode usw. dürfen angesprochen werden, denn meist macht das den sehr nahen Umgang miteinander leichter.

II. Die Wirkung von Bodypainting

Dass Bodypainting hat nicht nur eine Wirkung auf den Betrachter, sondern auch auf das Modell selbst hat, wurde der Autorin durch Kundinnen bewusst. Viele AuftraggeberInnen hatten zumeist einen Einschnitt im Leben (Trennung, überstandene schwere Krankheit, Erschöpfungszustände usw.) zu verarbeiten und wollten die Bilder von sich bewusst für sich nutzen, um ihr Selbstwertgefühl zu steigern, um ihr eigenes Selbstbild zu verbessern und darüber Kraft zu sammeln. Sich selbst "schön" zu finden, sein Äußeres zu mögen, aber auch in eine andere Rolle zu schlüpfen und sich einmal anders zu erleben, gibt gerade in schwierigen Lebenslagen neue Kraft. Der ganze Prozess des Malens aber lässt sich therapeutisch aufrollen, es gibt verschiedene Elemente von Therapieansätzen, die sich hier zusammenfinden. Je nach Problem oder Störungsbild sollte der Therapeut eines der Elemente in den Vordergrund stellen.

1. Der Mensch als Kunstwerk

„Es war toll den Körper nicht personenbezogen, sondern als Kunstwerk wahrzunehmen. Das gibt eine ganz neue Perspektive. Das tue ich sonst viel zu selten“ [22]

Der erste Punkt der Wirkungen ist der wohl offensichtlichste Effekt bei einem Bodypainting: Der Körper wird in ein Kunstwerk verwandelt. Hierbei geht es in erster Linie um das Ergebnis, ein optisch schönes, lebendes Bild.

Es geht zunächst um die eigene, positive Wahrnehmung der äußeren Erscheinung ("so schön kann ich aussehen", "ich muss mich nicht schämen", "ich bin immer noch schön und gefalle mir"). Bilder von sich zu haben, auf denen sie sich selbst gefallen, war hier für viele Frauen eine sehr wertvolle Erfahrung, etwas, das sie in ihrem Selbstbild stützte und ihnen Kraft gab. Diese Erfahrung kann jedem Menschen ein positives Selbstwertgefühl vermitteln.

Besonders aber eignet sich dies für Klienten, die aufgrund körperlicher Defizite oder Entstellungen unter Selbstzweifeln leiden. Darunter fallen z.B. Frauen nach einer Brustkrebs-Operation bzw. Brustamputation, welche sich nun mit dem Bild ihres vernarbten Oberkörpers identifizieren und "abfinden" müssen, Menschen mit Brandverletzungen, Entstellungen, Amputationen. Gerade wenn die Betroffenen auch zuvor schon an Selbstzweifeln leiden und in ihrem Körperbild unsicher sind, kann aus dem körperlichen oder äußerlichen Defizit ein psychisches werden: Es entstehen Selbstunsicherheit,

---

[22] Anonymer Teilnehmer In: Marwedel, Gesine: Umfrage zu Bodypainting aus Modelsicht, 2018

Minderwertigkeitsgefühle, Hemmungen und Scham aber es können sich auch Störungen wie Depressionen, Magersucht oder Soziophobien daraus entwickeln.

Bodypainting bietet hier im Gegensatz zu Mode-, Dessous- oder Aktshootings wesentliche Vorteile, denn mit der Farbe kann man nicht nur kaschieren, verstecken oder aber besondere Merkmale hervorheben, sondern man kann aus etwas Unerwünschtem etwas Positives entstehen lassen. Unerwünschte Körpermerkmale können zum erwünschten Mittelpunkt eines Kunstwerkes werden und so zumindest auf diesem Bild die Betrachtungsweise verändern. Sich selbst als "Kunstwerk" zu erleben ist eine besondere Erfahrung, die den Körper wie sonst kaum eine andere Therapie oder Kunstform wertschätzen kann. Dies führt gerade bei Frauen, die sich stark auch über die Körperlichkeit identifizieren, oft zu erhöhtem Wohlbefinden und Zufriedenheit mit sich selbst und in ihrem eigenen Körper. Deutlich wurde dies auch in der o.g. Umfrage zu diesem Thema: Auf einer Skala von 1-6 (1 = sehr unzufrieden, 6 = sehr zufrieden) wurde die Körperzufriedenheit ohne Bodypainting durchschnittlich mit 4, mit Bodypainting mit 5 bewertet. Von den Befragten, die bestimmte Äußerlichkeiten nicht gern an sich mochten, empfanden 60% ihr Verhältnis zu diesem Teil des Körpers im angemalten Zustand als „besser“, die übrigen 40% als „gleich“. Keiner der Befragten gab an, dieses als „schlechter“ zu beurteilen. Dies zeigt deutlich, wie die eigene Sichtweise auf den Körper sich durch ein Bodypainting verbessern kann.

Bei gesteigerter Zufriedenheit mit sich und dem Körper wiederum kann auch die sogenannte Self-fulfilling-prophency (Sich-selbst-erfüllende-

Prophezeiung) nach Robert K.Merton[23] in Kraft treten. An dieser Stelle bedeutet das, dass die Klienten durch den Glauben an ihre "äußerliche Schönheit", die ihnen durch die Darstellung ihres Körpers als Kunstwerk bewusst wird, unbewusst so verhalten, dass sie nach Außen hin diese Einstellung zu sich selbst repräsentieren und daher tatsächlich mehr Ausstrahlung haben, selbstsicherer wirken und die äußere Umwelt auch entsprechend anders auf die Person reagiert.

Gleichzeitig kann Bodypainting den Körper auch verfremden und verwandeln, so dass der Klient in eine neue Rolle schlüpfen und sich einmal anders sehen kann.

[23] vgl. Gerrig, R./ Zimbardo, P.: Psychologie, 18. Auflage, München 2008, S. 641

2. Die Berührung

„Die Zuwendung beim Malen war sehr angenehm“ [24]

Nicht nur das Ergebnis des Paintens - nämlich das Bild - wird als positiv erlebt, sondern auch der Malprozess selbst. Die meisten Bemalten geben an, dass es sehr angenehm und wohltuend sei, angemalt zu werden (hier 88% der Befragten; 12% empfanden es neutral, 0% als unangenehm[25]). Durch die beruhigende, streichelnde Berührung mit dem Pinsel werden positive Gefühle und Entspannung beim Malen erzeugt.

Sanfte Berührungen vermitteln ein Gefühl von Sicherheit, Wärme und Nähe und können sogar das Immunsystem stärken, wie Forschungsergebnisse zeigen[26]. Die Haut, das größte menschliche Organ, ist sehr sensibel und mit einer Vielzahl von Nervenzellen durchzogen. Nach neuen Erkenntnissen ist sie auch durch Botenstoffe direkt mit den Immunzellen verbunden - es gibt also eine Verbindung zwischen Haut und Psyche bzw. Haut und Immunsystem. Das erklärt auch die oben genannten Effekte, die sanfte Berührungen auf uns Menschen haben. Der taktile Sinn ist für zwischenmenschliche Beziehungen unabdingbar. Die Effekte des Körperkontaktes bzw. des taktilen Erlebens auf die Psyche werden auch in anderen Therapieformen eingesetzt. Die Klangschalentherapie ist ein Beispiel für indirekte Berührung. Schallwellen dringen dabei tief in den Körper ein

---

[24]Anonymer Teilnehmer, In: Marwedel, Gesine: Umfrage zu Bodypainting aus Modelsicht, 2018

[25]Marwedel, Gesine: Umfrage zu Bodypainting aus Modelsicht, 2018

[26] vgl. Apfel, P.: Die sensible Körperhülle. In: Focus online vom 05.04.2009, S. 7

und bringen das im Körper enthaltene Wasser zum schwingen, was Blockaden löst. In der Körperpsychotherapie und in der Biodynamischen Massage[27] geht es hingegen auch um direkte Berührung.

Körperliche Berührungen in der Therapie sind ein Streitpunkt. Es ist wichtig, dass Berührungen in keinster Weise sexueller oder emotionaler Natur sind und dass der Therapeut sie sehr sorgfältig und bedacht einsetzt bzw. unangebrachten Berührungen ihm gegenüber Grenzen setzt. Sofern die Berührungen nicht unangemessen sind, sind sie in der Therapie aber durchaus erlaubt. Laut dem Fachjournalisten Bartsch[28] , der den Umgang mit Berührungen in Therapien untersuchte, ist sogar "die körperliche Berührung zwischen Therapeut und Klient ... für den Heilungserfolg einer Psychotherapie von essentieller Bedeutung".

Beim Bodypainting ist die indirekte Berührung mit dem Pinsel entspannend, kann das Nervensystem beruhigen; Stress soll losgelassen werden und es wird Lebenskraft geschöpft. Gleichzeitig bietet der Pinsel aber auch einen angemessenen körperlichen Abstand in der Therapeut- Klient- Beziehung. Der Klient erfährt Wohlbefinden und Geborgenheit, aber auch Respekt: „Die Berührung an sich“[29] wurde in der o.g. Umfrage als besonders schöner Moment angegeben. Der Bemalte soll hin spüren und lernen zu zeigen, welche Berührungen angenehm und welche unangenehm sind. Darüber lässt sich eine Form von Selbstwirksamkeit erleben, welche gerade für Menschen wichtig ist, die negative Erfahrungen in diesem Bereich gemacht haben - wie

---

[27]Vgl. Stumm, G./ Pritz, A. (Hrsg.): Wörterbuch der Psychotherapie, Wien, 2009, S. 96

[28] Bartsch, O.: Berührungen in den Therapien - Ein Vergleich, Zugriff 2011

[29]Marwedel, Gesine: Umfrage zu Bodypainting und Therapie, 2018

z.B. durch Missbrauch - oder ein sehr geringes Selbstwertgefühl haben. Der Klient wird zwar indirekt von jemandem berührt, aber er hat die Möglichkeit, dies jederzeit zu stoppen oder zu lenken, er ist handlungsfähig. Die Gefühle des Menschen werden geachtet und respektiert; der Mensch steht im Mittelpunkt und genießt ungeteilte Aufmerksamkeit.

Ebenso ist es für Menschen mit Wahrnehmungsstörungen (wie z.B. Autisten) eine gute Übung, um angenehme sensorische Reize von unangenehmen zu unterscheiden und achtsam auf den eigenen Körper zu hören. Nicht für jeden Klienten ist es sofort zu Beginn einer Behandlung möglich oder angenehm, die Berührung mit dem Pinsel zuzulassen. Dabei bezieht sich die Abneigung nicht unbedingt nur um das „Berührtwerden" durch eine andere Person – auch wenn es nur indirekt durch den Pinsel geschieht -, sondern manchmal auch auf die Berührung des Pinsels oder der Farbe an sich. In einem Beispiel mit einer autistischen Klientin, die eine taktile Empfindlichkeit zeigte, entwickelte sich eine kunsttherapeutische Sitzung vom Malen mit dem Pinsel hin zum Malen mit den Händen. Während sie sonst starke Abneigung gegen cremige oder nasse Konsistenzen zeigte, probierte sie in der Sitzung Handabdrücke aus und malte ihre Handfläche mehrmals mit Farbe an. Mit der farbigen Hand berührte sie dann die ebenfalls farbige Hand der Therapeutin, was zuvor nicht möglich gewesen war.

Die Abneigung gegen bestimmte Konsistenzen oder Oberflächen kann also durch Farbe und Malen (mit den Händen) bearbeitet werden. Ähnliches gilt auch für Abneigungen gegenüber bestimmten (eignen) Körperpartien wie z.B. Narben. Viele Frauen nach Mastektomie beispielsweise haben zunächst Schwierigkeiten damit, das Narbengewebe zu berühren.

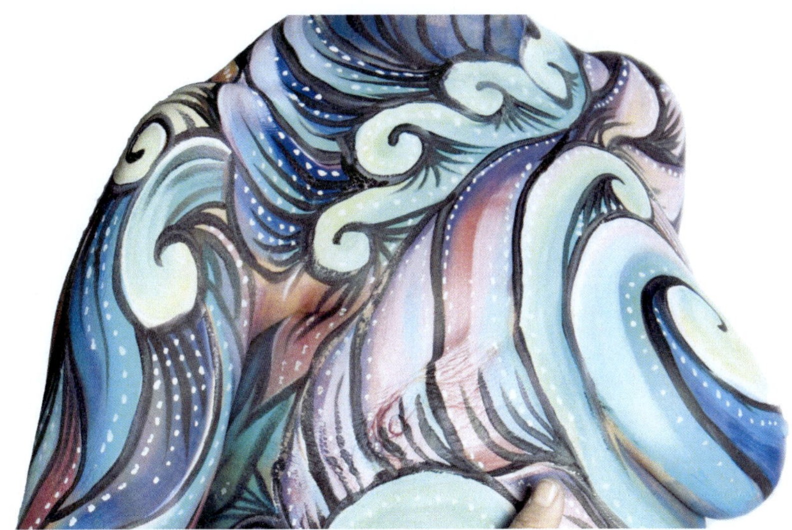

Abb.16: Bemalung von Narben

Dabei ist es bei der täglichen Körperpflege wichtig, diese Narben und zu pflegen und sauber zu halten, um Entzündungen und Keime zu vermeiden. Es hat sich gezeigt, dass es vielen Klienten leichter fällt, eine Narbe zu berühren, wenn sie bemalt ist und auch im Nachhinein weniger Hemmungen bei dieser Berührung haben.

Partnerarbeit

Einen ganz anderen Aspekt bietet die Berührung im Falle einer Partnerarbeit. Hier sollen gegenseitige sanfte, bedachte Berührungen Zuneigung, Wärme, Geborgenheit und Vertrauen stärken. Gerade in der (Brust-)krebsnachsorge oder nach schweren Verletzungen, die Vernarbungen zur Folge haben, ist die Arbeit mit dem Partner oder den Kindern wichtig. Berührungen des vernarbten Gewebes sind oft mit negativen Emotionen wie Scheu, Ekel, Abneigung oder Angst verbunden - ein Thema, welches jedoch oft tabuisiert und nicht bearbeitet wird. Nicht nur der/ die PatientIn muss den Umgang damit neu lernen und Berührungsängste überwinden, sondern auch Partner oder Kinder. Gerade in der Partnerschaft kann es bei tabuisierten Berührungsängsten des Partners bzw. der Angst der/s PatientIn vor sexueller Ablehnung zu Anspannung und sexuellen und partnerschaftlichen Störungen kommen. Unter therapeutischer Aufsicht sollen hier mittels Farbe Ekel und Scheu überwunden werden und zum Anlass genommen werden, über diese Ängste zu sprechen. Oft ist es leichter, die Berührung in kleinen Schritten (wieder) zu erlernen – z.B. erst über den Pinsel, den Schwamm und schließlich über das Malen mit den Händen. Die Farbe wirkt hier als Medium zur Kontaktaufnahme mit dem veränderten Körper und erleichtert den Umgang damit.

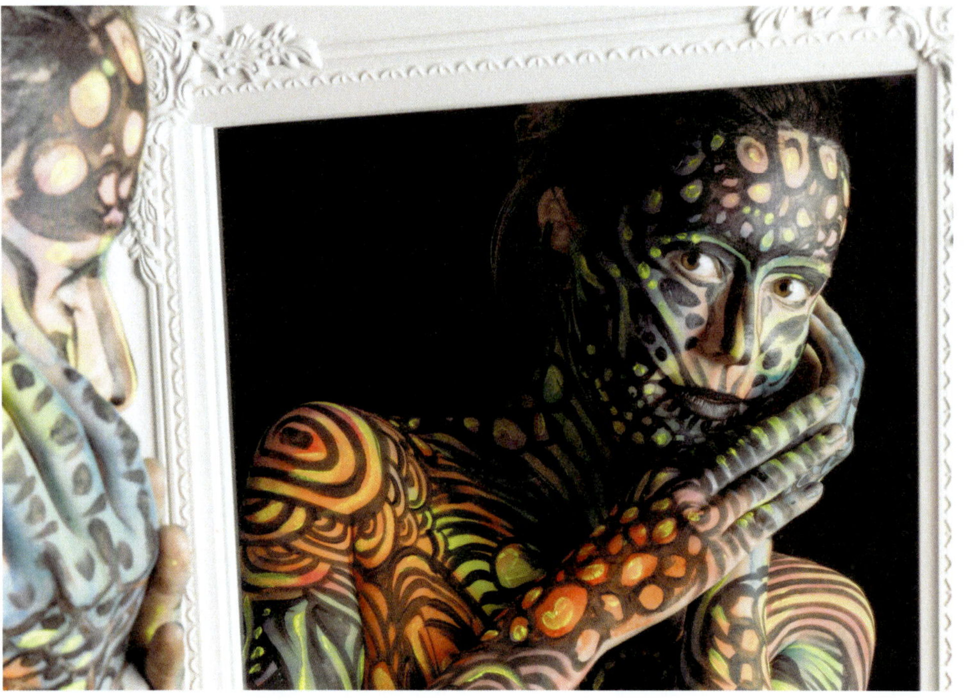

Abb.17:Selbstbetrachtung

3. Verwandlung

„Mit dem Painting werde ich zu jemandem/ etwas anderem. Einem Kunstwerk, einem anderen Wesen. Das ist klasse, diese Verwandlung, in der ich mich zugleich völlig verliere und andere Facetten, die im Alltag keinen Platz haben, auskosten kann. Die Fotosession (..) ist immer klasse, da kann ich mich immer richtig austoben – als ich selbst und das andere Kunst-Wesen“ [30].

Ähnlich wie beim Maskenspiel, beim Verkleiden oder Theaterspiel schlüpft der Klient beim Bodypainting in eine andere Rolle. Durch den Farbauftrag direkt auf der Haut ist jedoch im Gegensatz zur Verkleidung oder aufgesetzten Maske eine viel intensivere Identifikation mit dieser Rolle möglich. Unter den Farben lassen sich noch immer die eigenen Gesichtszüge und Körperformen des Menschen erahnen; wenn er in den Spiegel blickt, sieht er zwar ein anderes "Wesen" aber er erkennt auch sich selbst. Das Gefühl "nackt" zu sein verschwindet meist völlig hinter dem Gefühl in eine neue Rolle zu schlüpfen, bzw. verwandelt worden zu sein.

Beim Masken- bzw. Rollenspiel findet eine symbolische Verwandlung statt, in dessen Verlauf der Spieler eine Verkörperung dieser Maskenidentität erfährt und diese bis auf die emotionale Ebene verinnerlicht[31].

Diese Verwandlung lässt sich jedoch insofern von der rein schauspielerischen Handlung oder einer Verstellung abgrenzen, da die Identität des

[30]Anonymer Teilnehmer, In: Marwedel, Gesine: Umfrage zu Bodypainting aus Modelsicht, 2018

[31] vgl. Sommer, K.: Maskenspiel, In: http://www.maskenspiel-katharinasommer.de, Zugriff 12.12.2011

Verwandelten in der Verwandlung erhalten bleibt und nicht gänzlich verschwindet. Nach dem Schriftsteller und Nobelpreisträger Canetti macht es eine Verwandlung z.B. im Maskenspiel möglich, mehrere Rollen nebeneinander zu leben, welche die Identität des Verwandlers nicht verstellen, sondern erweitern[32]

Laut Psychologin und Performerin Katharina Sommer findet bei diesem Rollenspiel unter bestimmten Bedingungen (wie Neugier und Angst) eine starke „Energetisierung" statt, die körperliche und seelische Prozesse fördern kann und Raum gibt für die „Auflösung alter Strukturen"[33] sowie Impulse für neue Ansätze in Verhalten, Denken, Handeln und dem Finden von Lösungsstrategien. Canetti sieht die Verwandlung als Möglichkeit der „Schwachen", „eine gewisse Lebensqualität für sich zu gewinnen" [34].

Für das Bodypainting bzw. das Erleben der Verwandlung und das Schlüpfen in eine Rolle, die dann z.B. auf der Bühne oder vor der Kamera ausgelebt werden kann, bedeutet dies einen Gewinn für das Selbstbewusstsein nicht nur in dem Moment, sondern eine teilweise Übernahme dieses Bewusstseins und der Emotionen in die eigene Identität, welche auch dann anhält, wenn die „Maske" wieder fällt. Auch Verhaltensweisen, Empfindungen oder die körperliche Haltung kann durch diese Verwandlung positiv beeinflusst werden, wie sich immer wieder gerade auf Bodypainting Festivals beobachten lässt: Die Modelle fühlen sich meist sehr wohl und nehmen die

---

[32] Riedner, N.: Canettis Fischerle. Eine Figur zwischen Masse, Macht und Blendung, Würzburg 1994, S. 130

[33] vgl. Sommer, K.: Maskenspiel, In: http://www.maskenspiel-katharinasommer.de, Zugriff 12.12.2011

[34] Riedner, N.: Canettis Fischerle. Eine Figur zwischen Masse, Macht und Blendung, Würzburg 1994, S. 130

Rolle an, in die sie gemalt werden: Bei der Befragung von Modellen gaben ungefähr die Hälfte von ihnen an, dass sie sich mit Bodypainting anders verhielten als sonst. Als andere Verhaltensweisen wurden u.a. benannt: Selbstbewussteres Auftreten, größere Selbstsicherheit, veränderte Körperhaltung, mehr Ausstrahlung, Mimik und Gestik werden dem Painting angepasst, spontanes Folgen der Intuition, das Gefühl von Freiheit, anderer Gang, mehr Eleganz und größere Offenheit.

Ein gutes Beispiel für das Rollenspiel und wie es auf das Modell wirken kann, ist jene junge Frau, die von der Autorin auf einem Wettbewerb in einen Drachen verwandelt wurde. Sie war zwar nicht unbedingt schüchtern, aber hatte Schwierigkeiten damit, sich vor anderen zu bewegen und in den Mittelpunkt zu stellen. Für die Präsentation im Anschluss an das Malen musste sie allerdings auf die Bühne und bereits am Tag zuvor war ihr bei diesem Gedanken nicht wohl. Als wir die Bewegungen des Drachens zur Musik übten, gelang ihr dies nur schwer und sie war sehr unglücklich damit. Als sie allerdings am nächsten Tag fertig als Drache bemalt war, der Kraft und Mut ausstrahlt und symbolisiert, stellte sie sich souverän vor hunderten von Zuschauern und Foto- und Fernsehkameras auf die Bühne und fauchte das Publikum an.

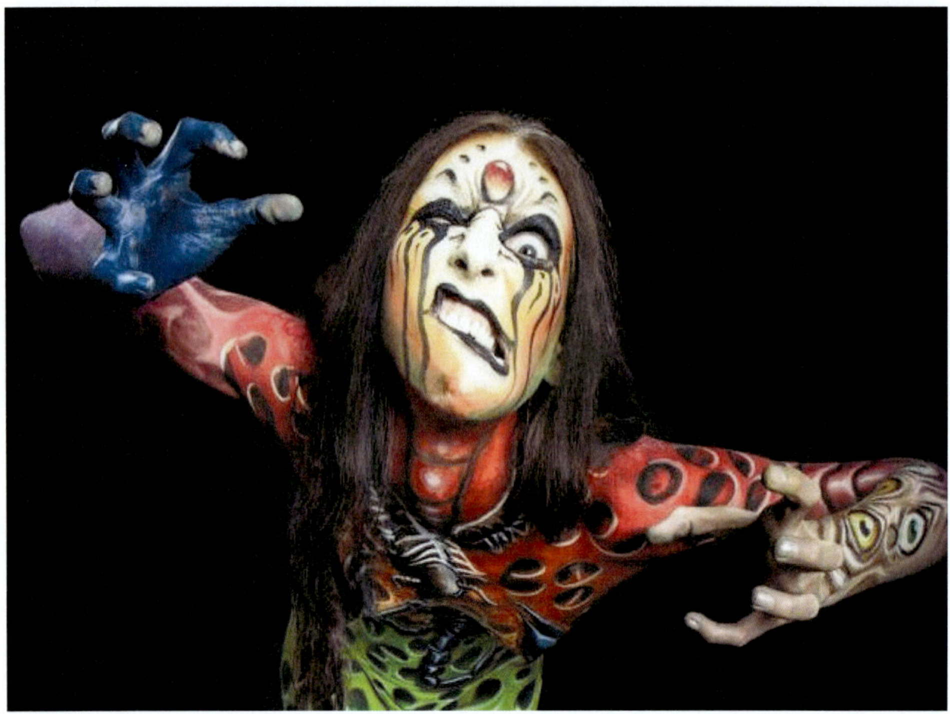

Abb.18: Rollenspiel

"Das hätte ich nie gedacht, dass ich mich das jemals trauen würde!" sagte sie später, "ich kann es sogar jetzt noch nicht fassen! Aber ich war einfach nicht mehr ich. Ich war der Drache. Und es hat richtig Spaß gemacht auf der Bühne!"

Dieser Effekt lässt sich natürlich auch im therapeutischen Bereich nutzen, wenn es nicht öffentlich ist. Einmal in eine andere Rolle zu schlüpfen, zu sein, wie man sonst nicht sein kann, aber gerne sein würde - und das Ganze evtl. fotografisch festhalten - das ist für viele eine große Gelegenheit. Hier werden Energien freigesetzt und Kräfte entdeckt, von denen man vielleicht gar nicht weiß, dass man sie hat.

4. Die Wirkung der Fotografie

„Das Fotoshooting hat so einfach Spaß gemacht. Man schlüpft in eine andere Rolle und trotz nackter Haut fühlt es sich nicht nach einem Aktshooting an“ [35]

Die Fotos sind von großer Bedeutung, da sie ein Stück der positiven Wirkung des Bodypaintings festhalten. Das Foto zeigt den Klienten in einem sehr emotionalen, bedeutsamen Moment und fungiert daher als sogenannter (positiver) Trigger (engl.: „Auslöser“): Die empfundenen positiven Emotionen werden mit dem Foto verknüpft und bei Betrachtung des Fotos werden dieselben Gefühle wieder aktiviert. Ein Foto, das daran erinnert, was man sich getraut hat, wie toll man ausgesehen hat, was man geschafft hat und dass man stolz auf sich sein kann, kann daher auch im Nachhinein eine ähnliche Wirkung erzielen, wie das Bodypainting selbst. Die meisten gaben an, dass sie beim Betrachten der Fotos positive Gefühle (87% empfanden Stolz, 90% Freude) bekommen, negative Empfindungen hingegen kamen nur selten vor (3%Ärger, 4%Scham)[36].

Auch die Reaktion von Außen spielt eine Rolle, da es bei den Klienten oft um die Angst vor der Beurteilung von Außen geht. Viele KlientInnen entscheiden sich bewusst für das Veröffentlichen von Bildern oder zumindest für das Vorzeigen der Bilder im privaten, familiären Kreis, um positive Rückmeldung zu bekommen und ihr Selbstbewusstsein mit diesen Komplimenten zu stärken. In der o.g. Umfrage gaben 99% der Befragten an,

[35]Anonymer Teilnehmer, In: Marwedel, Gesine: Umfrage zu Bodypainting aus Modelsicht, 2018

[36]Marwedel, Gesine: Umfrage zu Bodypainting aus Modelsicht, 2018

die Fotos veröffentlicht oder herumgezeigt zu haben. Ein einfacher Satz wie "Du siehst wunderschön aus!" gibt Betroffenen oftmals viel Kraft, Sicherheit und wirkt nicht nur für den Moment, sondern nachhaltig (s. Kapitel zu Feedback):

„Die Feedbacks waren überwältigend!“

„Lob, Bewunderung [waren ein besonders schöner Moment]!“[37]

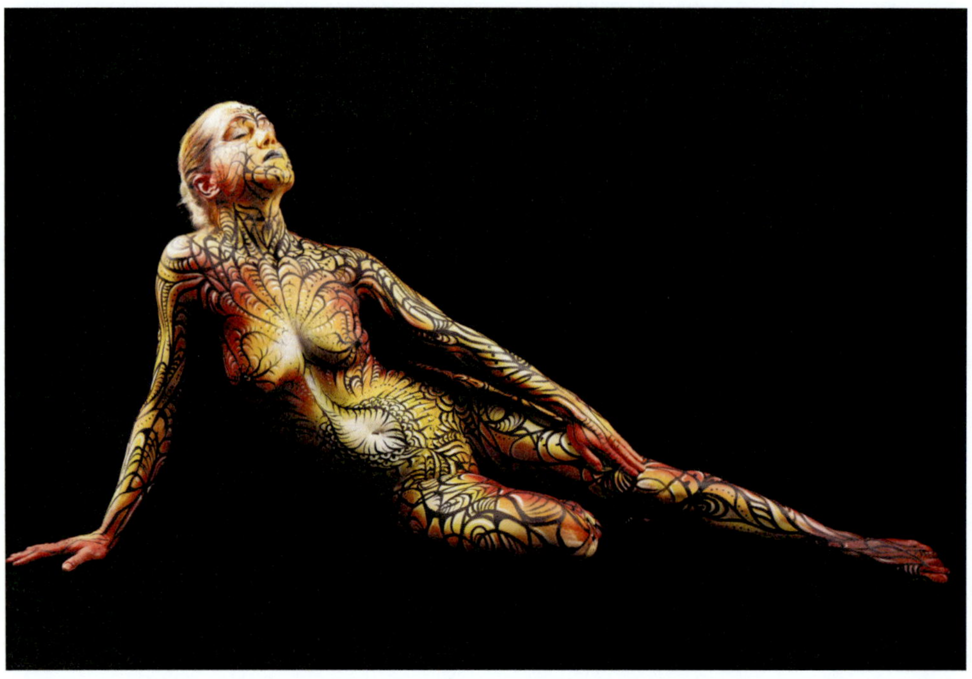

Abb. 19: Fotoshooting, hier mit einer ehemaligen Bulimiepatientin

[37]Anonyme Teilnehmer, In: Marwedel, Gesine: Umfrage zu Bodypainting aus Modelsicht, 2018

5. Die Wirkung von Farben auf die Psyche

„Es ist immer wieder schön, sich durch Farbe zu verändern!“ [38]

Die Farben an sich ist ebenfalls ausschlaggebend für die Gefühle, die durch das Painting ausgelöst werden. Sie werden als Energiestrahlung bzw. Schwingungen wahrgenommen, können unbewusst Emotionen und Reaktionen auslösen und haben einen Einfluss auf das Wohlbefinden.

Dieser Effekt wird auch in vielen anderen Bereichen des Lebens genutzt: In der Architektur, in der Mode, in der Werbeindustrie, in der Innenausstattung, eigentlich in nahezu jedem Bereich wird Farbe als Symbol gebraucht, unterstreicht das gewünschte Ziel des Objektes und appelliert somit an die Kaufkraft der Kunden. Nachweislich werden beispielsweise in der Werbung farbige Anzeigen besser bemerkt und leichter erinnert, als unfarbige[39].

Farbe spielt aber auch in therapeutischen Konzepten wie Lichttherapie oder Kunsttherapie eine Rolle.

Die Verbindung von Farben auf die Psyche ist geprägt von persönlichen Erfahrungen und kulturellen Zuschreibungen.Der Begründer der rationalen Lichttherapie, Nils Finsen, konnte in Versuchen sogar beweisen, dass Farbschwingungen deutliche Reaktionen beim Menschen auslösen können[40].

---

[38]Anonymer Teilnehmer, In: Marwedel, Gesine: Umfrage zu Bodypainting aus Modelsicht, 2018

[39]Schwartzkopff, Ann- Christin: Die Schutzfähigkeit von Farben als Marken. In: Paschke, Prof. Dr. Marian: Deutsches und internationales wirtschaftsrecht, Bd 34, Hamburg 2002, S. 75

[40] vgl. Crüger, I.: Farbwirkung. In: http://www.ipsi.fraunhofer.de, Zugriff 12.12.2011

Die Wirkung der einzelnen Farben lassen sich grob zusammenfassen und sind wissenschaftlich belegt[41]:

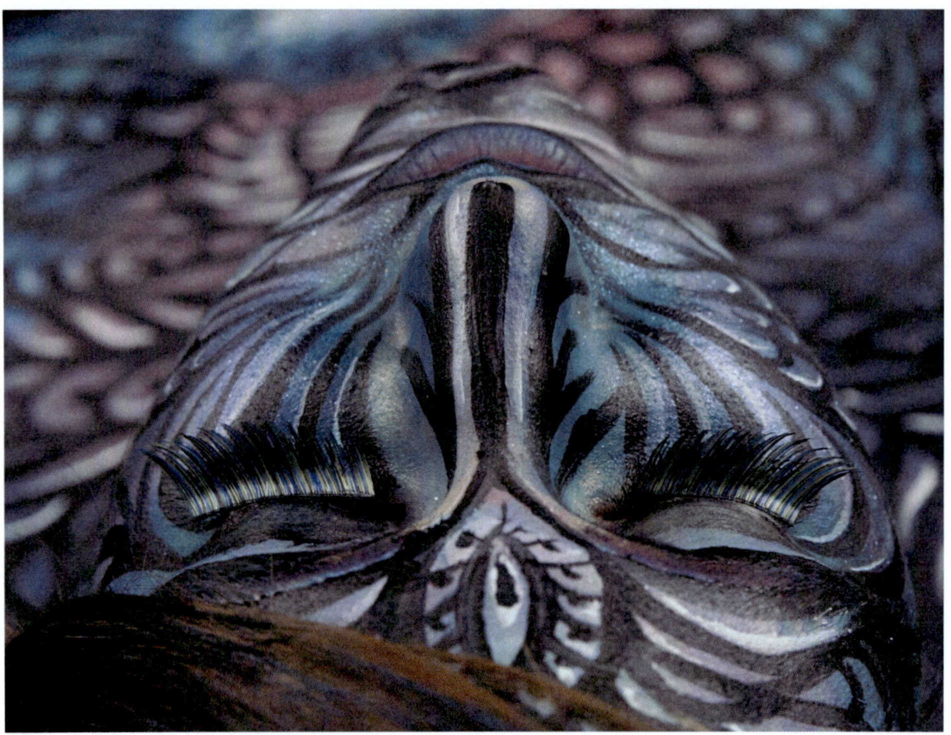

Abb.20: Abstraktes Bodypainting in Blautönen

Blau- und Grüntöne wirken eher beruhigend, schmerzlindernd, stärken Gelassenheit und Ruhe. Grün und Blau sind die Farben der Natur. Besonders Grün wirkt harmonisierend und wird in der Farbtherapie z.B. bei Herzkrankheiten eingesetzt.

Blau beruhigt ebenfalls, kann aber auch kühlend wirken. Es wird u.a. bei Schlafstörungen und Entzündungen eingesetzt.

[41]Vgl. Beautypress (Hrsg): Farben und ihre Wirkung, In: www.gesundheit.de, Zugriff März 2018

Türkis als Mischung von Blau und Grün hingegen ist eine belebende, aber dennoch kühle Farbe. Sie soll das Immunsystem schützen und z.B. bei Infekten und Allergien helfen.

Rot- und Gelbtöne stimulieren, ermutigen, erhöhen die Pulsfrequenz und steigern die Leistungsfähigkeit, Kreativität und den Ideenreichtum[42]. Insbesondere Rot kann den Kreislauf, Stoffwechsel und Immunsystem anregen, den Körper erwärmen und den Appetit sowie Lust auf Sex steigern.

Gelb ist die Farbe der Sonne, steht für Optimismus, Fröhlichkeit und Freude. Es soll entgiftend wirken und kann Räume optisch vergrößern und erwärmen.

Auf diese Wirkungen der Farben beruht die moderne Farbtherapie von Schiegl (1979)[43] sowie z.B. Konzepte in der Raumgestaltung, Werbung und im Design. Darüber hinaus stehen Farben auch immer in Verbindung zu persönlichen Erfahrungen oder sind kulturell geprägt und bekommen daher eine ortsspezifische Symbolik bzw. eine Bedeutung, die ebenfalls unbewusst auf die Psyche wirkt.

Wir in Europa lernen z.B. Rot als eine oft emotionale Farbe kennen: Einerseits als Farbe der Liebe (das rote Herz, rote Rosen..), aber auch als Farbe der Aggression (rotes Blut, rotes Feuer). Rot ist eine Warn- und Signalfarbe und wird z.B. in Verkehrszeichen, in Werbung, in Warnhinweisen und auch in der Natur als Warnung vor Fressfeinden benutzt. Daher verbinden wir es direkt mit Emotionen und Aufregung. In China ist

---

[42] vgl. wecarelife.at: Wie Farben wirken, In: www.wecarelife.at,2006, Zugriff 12.12.2011

[43] Beckstein,U: Kommunikationstrainig in Seniorengruppen. Eine Handlungsanleitung für die Altenhilfe, Hannover 2007, S.129

Rot die Farbe der Freude, den Sommer und den Osten.

Weiß steht in Europa z.B. für die Unschuld und das Reine (z.B. Hochzeitskleider, weiße Badfliesen), während es in Asien oft als Farbe der Trauer und des Todes gesehen wird.

Diese Hintergründe sollte der Painter beim Malen im Blick haben, denn die Farben wirken nicht nur beim Betrachter. Von Farben nicht nur umgeben zu sein, sondern sie direkt auf der Haut zu spüren, intensiviert das Farberlebnis und die Farbwirkung. Daher sollte vor dem Painting eine entsprechend dem Klienten angepasste Farbwahl getroffen werden.

Farbe	**Symbolik**	**Wirkung**
Blau	Ferne, Fernweh, Ruhe, Meer, Wasser, Lebenskraft, Stille, Gelassenheit, Sehnsucht, Treue, Wahrheit, Sachlichkeit, Autorität	Entspannend, beruhigend, kühlend, schmerzlindernd, entzündungshemmend, antiseptisch, fördert Konzentration, Blutdruck senkend, schlaffördernd
Grün	Natur, Heilung, Gesundheit, Hoffnung, Wachstum, Harmonie, innere Ruhe,	Entspannend, beruhigend, stärkt das Immunsystem, kreativitätsfördernd, hilft bei Herzkrankheiten
Türkis	Sauberkeit, Frische, Sympathie, Leichtigkeit, Gelassenheit	Belebend, kühlend, hilft bei Allergien, stärkt das Immunsystem, stimmungsaufhellend, fördert Gelassenheit, hilft bei Schüchternheit

Rot	Liebe, Wut, Hass, Aggression, Optimismus, Leben (Blut), Tod	Wärmend, anregend, aktivierend, durchblutungsfördernd, gibt Energie, steigert Libido,
Gelb	Neid, Neugier, Freude, Optimismus, Geiz, Eifersucht, Offenheit, Fröhlichkeit, Intelligenz	Verbessert die Konzentration, stimmungsaufhellend, aufmunternd, steigert Fröhlichkeit, wirkt positiv auf Magen & Verdauung, entgiftend
Orange	Offenheit, Selbstvertrauen, Kommunikation, Inspiration	Anregend, appetitanregend, verengt Blutgefäße, pulssteigernd, wärmend, steigert Lebensfreude und Kreativität
Lila/ violett	Farbe des Geistes, Weisheit, Spiritualität, Emotionen, Religion	Gibt Energie, beruhigend, inspirierend, kreativitätsfördernd
Rosa	Weiblichkeit, Mutterschaft, Geburt	Erfrischend, ruhefördernd, beruhigend (wird von Babys als erste Farbe – Mutterleib von innen- wahrgenommen, daher: Geborgenheit), baut Aggressionen ab
Braun	Natürlichkeit, Natur, Ruhe, Stille, Geborgenheit, Schüchternheit, Standfestigkeit, Gemütlichkeit, Zuverlässigkeit, Sympathie	Ruhefördernd, Vertrauen stärkend, erdend,

Schwarz	Seriosität, Trauer, Angst, das Negative, Stärke, Bedrohung, Tod	Kann traurige/ ängstliche Stimmung hervorrufen, stärkend, macht Mut zur Veränderung, (im Bodypainting: stark deckend und kann Körperteile in schwarzem Hintergrund verschwinden lassen, wirkt wie eng anliegende Kleidung)
Weiß	Reinheit, Sauberkeit, Unschuld, Leichtigkeit, Wohlbefinden, Neutralität, Hochzeit (weißes Kleid) und Tod (in einigen Kulturen), Licht	Klärend, reinigend, bringt Klarheit und Wahrheit, Neutralität kann beruhigend sein (im Bodypainting: Weiß trägt auf und kann Hautunreinheiten, Cellulite u.a. nicht gut verdecken und kann kaum homogen aufgetragen werden. Es sollte nicht einfarbig verwendet werden)

Tab.1. Farben, ihre Symbolik und ihre Wirkungen

6. Das Bodypainting als Gesprächsanlass

„Die netten, aufschlussreichen Gespräche mit den Künstlern [waren besonders schön]. Sich kennenlernen“ [44]

Das Ziel von Therapie ist es, (teilweise unbewusste) Probleme des Patienten aufzudecken und Lösungsstrategien zu finden. Dabei soll der Therapeut den Patienten dazu anregen, selbst zu diesen Lösungsmöglichkeiten zu finden. Ein Painting kann hierbei ein Gesprächsanlass sein. Es fällt vielen Patienten leichter, über ein gemeinsames Thema und im gemeinsamen Tun (in diesem Fall dem Painting) ins Gespräch und auch auf persönliche Probleme zu sprechen zu kommen, als in einer reinen Gesprächssituation. Dieses Phänomen wird auch in anderen Therapieformen wie Kunst-, Bewegungs-, Tanztherapie oder tiergestützter Therapie genutzt. Beim Bodypainting kommt ein weiterer Effekt hinzu, der dazu führt, dass der Klient sich oft schon nach kurzer Zeit öffnet und auf Probleme zu sprechen kommt: Die körperliche Nähe und die angenehme Berührung durch den Pinsel geben das Gefühl von Vertrautheit, Entspannung und Bindung zum Therapeuten.

Oft ergeben sich bereits vor dem Painting sehr persönliche Gespräche, in denen eigene Zielsetzungen des Klienten deutlich werden („Ich möchte mich etwas trauen,“, „ich möchte einmal mit meinem Körper zufrieden sein und mich schön fühlen“, „ich möchte mit dem Painting meine Trennung überwinden“). Der Wunsch nach verbessertem Selbstbewusstsein und positiver Beziehung zum eigenen Körper sind hierbei stark vertreten. In vertiefenden Gesprächen oder eigenen Körperumrissbildern können

---

[44]Anonymer Teilnehmer, In: Marwedel, Gesine: Umfrage zu Bodypainting aus Modelsicht, 2018

Hintergründe, Fragen und Problemlösungen auftauchen.

Alle Entscheidungen, die der Klient für sein Painting trifft, verraten etwas über ihn selbst und seine persönliche Geschichte. Dies ist nicht unbedingt nur das Motiv, welches zumeist einen sehr individuellen Hintergrund hat, sondern auch die Farbwahl oder die Art, wie mit der Situation von sehr starker körperlicher Nähe umgegangen wird. Gefühle sind Informationen: Sowohl die Gefühle, die der Klient äußert, als auch die Gefühle, die der Therapeut hat können Aufschluss über innere Konflikte oder Bedürfnisse geben. Der Therapeut sollte dies offen ansprechen (z.B.„Ich fühle eine Distanz"), um dem Klienten die wichtige Bedeutung der Beziehung zwischen ihnen zu vermitteln. Eine therapeutische Ausbildung (z.B. auch Zusatzqualifikationen in der Gesprächsführung, u.a. Gesprächstherapie nach Rogers) des Painters sollte vorhanden sein, um nicht Konflikte aufzudecken, ohne sie weiter bearbeiten zu können. Es gibt eine Vielzahl an Gesprächstechniken und Verhaltensweisen, die hilfreich sein können.

Bodypainting kann aber auch selbst eine Form des Gesprächs bzw. der Kommunikation sein. Manchmal werden ohne Worte und nur durch Gesten, Blicke oder eben Pinselstriche (unbewusste) Konflikte ausgedrückt. Gerade in der Paartherapie lässt sich Bodypainting als Kommunikationsmedium einsetzen (s. Übungsteil: Gegenseitige Gesichtsmalerei oder Bemalung der Hände). Während das Painting selbst ohne Verbalsprache stattfinden soll, kann anschließend darüber gesprochen werden: Welche Farben wurden für den Partner gewählt und warum? Gab es Hemmungen, Ängste, Sorgen (dass es dem anderen nicht gefallen könnte) beim Malen? Wie hat es sich angefühlt, dem Partner völlig „ausgeliefert" zu sein und vertrauen zu müssen? Was würde man an dem vom Partner gemalten Painting verändern wollen? Aus solchen Fragestellungen lassen sich meist Brücken zu anderen Lebenssituationen schlagen, die sich im Gespräch oft von selbst ergeben oder vom Therapeuten angeregt werden können.

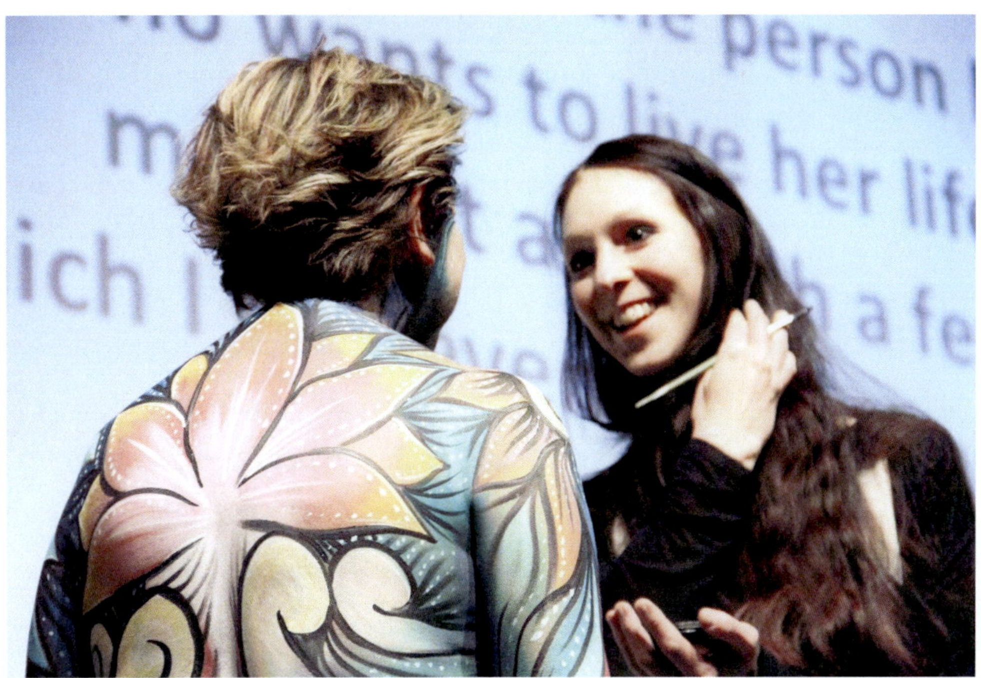

Abb.21: Painting und Kommunikation

7. Feedback

„Die Feedbacks waren überwältigend!“ [45]

Im Partnerpainting wie auch in der Therapeut- Klient- Beziehung spielt der Aspekt der gegenseitigen Wahrnehmung eine wichtige Rolle. Oftmals stimmt die Selbstwahrnehmung (wie eine Person sich selbst wahrnimmt) nicht mit der Fremdwahrnehmung (wie der Gegenüber eine Person wahrnimmt) überein. Hier ist die Rückmeldung, also das Feedback von Außen wichtig und kann zu einer Veränderung der Selbstwahrnehmung führen – im positiven wie im negativen Sinne. Ein negatives Feedback beispielsweise über die äußere Erscheinung (z.B. „du bist Hässlich!“, „du hast große Ohren!“) führt oft zu Verunsicherung und dann zur Übernahme in das eigene Selbstbild („Ich bin hässlich!“). Andersherum stärkt positives Feedback das Selbstbewusstsein und vermag die Wahrnehmung über sich selbst positiv zu verändern. Je mehr Feedback eine Person bekommt, desto mehr bekommt sie ein Gefühl davon, wie sie von anderen wahrgenommen wird. Die Unsicherheit bezüglich des Nicht-Wissens über die Fremdwahrnehmung nimmt ab, was zu größerer Sicherheit und realistischer Eigenwahrnehmung führen kann.

Gerade bei körperdysmorphen Störungen kann positives Feedback („du bist schön!“, „du hast eine tolle Figur!“) eine positive Veränderung der Eigenwahrnehmung bewirken. Ein Bodypainting bietet hier gute Möglichkeiten Feedback über das Äußere und den eigenen Körper von Außen zu bekommen. In der o.g. Umfrage wurde das „Feedback“, „Lob und

[45] Anonymer Teilnehmer, In: Marwedel, Gesine: Umfrage zu Bodypainting aus Modelsicht, 2018

Bewunderung“ von vielen Teilnehmern als einer der schönsten Momente benannt:

„Wenn Zuseher Fotos machen (…), wenn man immer ein „wow, schön!“ hört.

Hier darf aber nie vergessen werden, dass Zuschauer eine Komponente sind, die der Therapeut/ Künstler nicht beeinflussen kann und dass es durchaus die Möglichkeit negativer Reaktionen gibt. Ein Modell gab in der Umfrage an, dass sie „ein paar Mal sehr eingehend und zu eindringlich begafft wurde. Das war schon sehr unangenehm. Aber es kommt selten vor, meist sind die Menschen neugierig und respektvoll“[46]. Ein anderes Modell empfand die Publikumsreaktionen nach ihrer Bauch-OP als unangenehm: „Als ich noch unbemalt war und die große Narbe frisch aufleuchtete war sie ein großer Blickfang. Das war seltsam und etwas unangenehm.. wandelte sich aber im Laufe der Zeit, da ich auch gute/positive Reaktionen dazu bekam“[47].

---

[46]Marwedel, Gesine: Umfrage zu Bodypainting aus Modelsicht, 2018

[47]Marwedel, Gesine: Umfrage zu Bodypainting aus Modelsicht, 2018

8. Das Abwaschen der Farbe

„Der schlimmste Moment ist, wenn man alles wieder Abwaschen muss“, Modell B.

Die meisten Klienten empfinden das Abwaschen des Motivs beinahe als schmerzlich. Aus diesem Grund ist die Erhaltung des Bildes durch Fotos von großer Bedeutung. Es gibt jedoch Fälle, in denen das Abwaschen der Farbe Teil oder sogar der Hauptakt des therapeutischen Prozesses darstellt. Symbolisch steht das Waschen für die „Reinigung“ von etwas (z.B. Verhaltensweisen, Gefühle), für das Loslassen und die Befreiung. Die Möglichkeit, ein Painting jederzeit sofort abwaschen zu können, spielt für viele Klienten oft die entscheidende Rolle, um sich überhaupt darauf einzulassen – insbesondere beim Partnerpainting, wenn nicht in die „künstlerischen Fähigkeiten“ des Partners vertraut wird.

In kunsttherapeutischen Übungen werden entstandene Bilder manchmal hinterher zerrissen oder weggeworfen, um sich symbolisch von Problemen oder Gefühlen zu befreien. Wenn ähnliche Bilder direkt auf der Haut getragen und anschließend im Waschbecken verschwinden, kann der Effekt noch stärker sein. Ein Beispiel sind „Gefühlspaintings“, bei denen eine Farbe (z.B. rot) symbolisch für ein Gefühl (z.B. Wut) ins Gesicht gemalt wird (s. Übungsteil). Im Anschluss an die Arbeit damit wird die Wut „weggewaschen“, um symbolisch das negative Gefühl und die damit verbundene Ohnmacht abzustreifen und wieder handlungsfähig zu werden.

Ein weiteres Beispiel für den Effekt wurde von einer Kursteilnehmerin

(Painterin) erzählt: Eine Klientin mit Restless- Leg- Syndrom[48], welches sich durch beständigem Bewegen, Zucken und Kribbeln der Beine bemerkbar machte, wünschte sich die Beine mit vielen, vielen Punkten bemalt. Die Punkte sollten Ameisen darstellen, denn ihre „Beine fühlten sich an, als würden überall Ameisen krabbeln". Sie wusch diese direkt nach der Bemalung wieder ab und befreite sich symbolisch von dem Krabbeln. Sie berichtete später, dass dies eine deutliche Verbesserung der Symptomatik zur Folge hatte, die noch mehrere Wochen anhielt.

[48]Vgl. http://www.restless-legs.org/, Zugriff März 2018

9. Der negative Effekt

„Ich habe mir die ganze Zeit Gedanken gemacht, was der Künstler von mir denkt/ von meinem Körper/ Körperteil. Ob er es abstößig findet oder sich vor mir ekelt“ [49]

Trotz aller beschriebenen positiven Effekte darf nicht vergessen werden, dass Bodypainting ein sensibles Thema sein kann. Gerade bei Patienten z.B. mit körperdysmorphen Störungen kann sich auch ein negativer Effekt einstellen. Der Therapeut sollte zwar immer bemüht sein, dies zu verhindern, indem er ausführliche Vorgespräche führt, den Patienten gut einschätzt, künstlerische Qualitäten mitbringt und sich beim Malen stark an den Wünschen des Patienten orientiert. Dennoch kann nicht ausgeschlossen werden, dass ein Patient sich beim Blick in den Spiegel unwohl fühlt. Gründe hierfür können sein:

- Unzufriedenheit mit dem eigenen Körper

- Unzufriedenheit mit dem Painting

- Externe Gründe (Kommentare von Publikum oder Angehörigen etc.)

- Unstimmigkeiten in der Kommunikation mit dem Painter

- Weitere Gründe für eine negative Stimmung (z.B. Hunger, Durst etc.)

Die Risiken hierfür lassen sich durch Vorbereitung, Planung und gute Kommunikation gering halten (von den Befragten gaben z.B. 4% an, Scham

---

[49] Anonymer Teilnehmer, In: Marwedel, Gesine: Umfrage zu Bodypainting aus Modelsicht, 2018

empfunden zu haben). Wenn der Fall dennoch eintritt, ist wichtig, wie darauf reagiert wird.

Entsteht die Unzufriedenheit aufgrund des Paintings, kann das Painting selbst geändert werden. Entsteht die Unzufriedenheit aus der Unzufriedenheit dem eigenen Körper gegenüber heraus, kann zusammen überlegt werden, ob eine Veränderung des Paintings etwas bewirken würde. Andernfalls wäre dies eine Anregung für ein Gespräch: Was müsste geändert werden? Was hat gestört? Was ändert der Blick von oben auf den eigenen Körper hinab, der Blick durch die Kamera oder der Blick auf das fertige Bild am Computer? Kann sich das Bild am Rechner so bearbeiten lassen, dass der Klient doch noch zufrieden ist? Welche Aspekte des Körpers stehen für den Klienten im Vordergrund, welche nicht?

Es sollte jedoch immer auch die Möglichkeit gegeben werden, das Painting sofort abzuwaschen, wenn es ein Problem für den Klienten darstellt.

III. Übungen für die Praxis

Im folgenden Teil werden einige Übungsbeispiele vorgestellt. Diese lassen sich sowohl in der Therapie, als auch teilweise in der Pädagogik anwenden. Dies soll lediglich einen kleinen Einblick in die Möglichkeiten und Verfahren von Bodypainting als Therapiemethode darstellen und für Therapeuten Anregungen bieten.

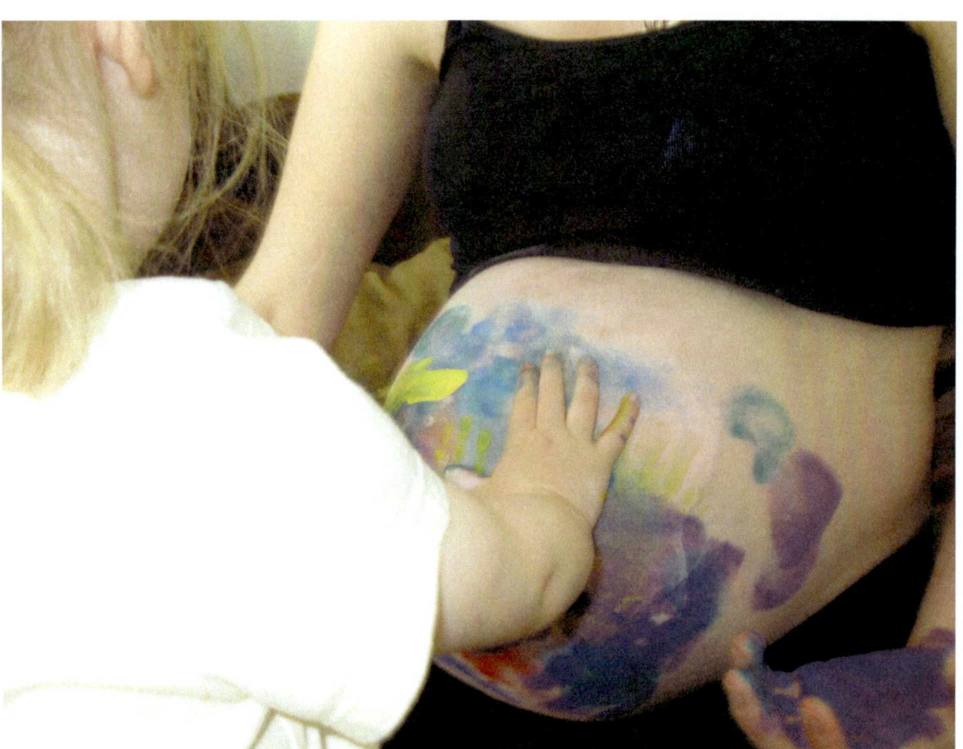

Abb.22: Auch Kinder können im Malprozess eingebunden werden

Das Wut/ Ärger-Gesicht

Zielgruppe: Kinder z.B. mit Störung der Impulskontrolle, Autisten, introvertierte Kinder

Zielbereiche: Impulskontrolle, Verdeutlichung von Emotionen

Aufgabe: Diese Übung bietet sich an, wenn ein Kind gerade sehr aufgebracht, ärgerlich oder wütend ist oder bei Kindern, die Hemmungen haben, Wut oder Ärger zu zeigen. Das Kind wird gefragt, welche Farbe die Emotion (Wut oder Ärger o.a.) bekommen soll und ob es Lust hat, etwas auszuprobieren. Es darf sich selbst oder wahlweise kann der Therapeut das Gesicht anmalen (wahlweise auch die Hände). Nun wird es aufgefordert als „Wut" alles herauszulassen, es darf laut sein, mit Bällen werfen, toben, rennen. Der Therapeut kann sein Gesicht ebenfalls anmalen und das Verhalten des Kindes spiegeln. Wenn die erste Energie herausgelassen ist, erklärt der Therapeut dass es nun Zeit sei, die Wut loszuwerden und das Gesicht abzuwaschen. Im Anschluss sollte die Erfahrung thematisiert werden: Wie war das Gefühl wütend sein zu dürfen? Wie war das Gefühl es abzuwaschen?

Variationen: Es können auch andere Emotionen thematisiert werden. Das Gesicht kann auch mit Mimik bemalt werden (wütender Mund, zusammengezogene Augenbrauen..)

Warm und Kalt

Zielgruppe: Kinder, Erwachsene, Autisten

*Zielbereiche:*Sensorik, Kälte-/Wärmeempfinden, Körpererleben, Achtsamkeit

Aufgabe: Die Unterarme und Hände des Klienten werden in rot und blau gemalt. Der Klient soll sich die beiden unterschiedlich farbigen Arme ansehen und fühlen, welche Hand sich kälter anfühlt.

Das Körpergefühl

Zielgruppe: Jugendliche, Erwachsene, Kinder, Menschen mit Essstörungen, Wahrnehmungsstörungen, Autisten, chronische Schmerzen, Menschen mit körperlichen Beeinträchtigungen

*Zielbereiche:*Sensorik, Visualisierung von Körpergefühl, Selbstbild, Lokalisierung von Schmerzen & Emotionen, Bewusstmachen von Körperreaktionen, Auseinandersetzung mit dem eigenen Körper, Identität, Vorbereitung eines Bodypaintings

Aufgabe: Der Klient legt sich auf dem Rücken auf ein großes Stück Papier/Tapete. Der Therapeut zeichnet die Körperumrisse mit einem Stift nach. Nun soll der Klient sein Bild auszumalen. Je nach Zielbereich kann er aufgefordert werden z.B. Schmerzen oder Emotionen dort, wo er sie spürt, einzumalen. Anschließend wird gemeinsam über das Bild gesprochen: Welche Körperbereiche wurden in welchen Farben angemalt? Werden den Farben Bedeutungen zugesprochen? Werden Vorlieben oder Abneigungen im Bezug auf bestimmte Körperteile sichtbar?

Variationen: Der Klient kann einen aktuellen Zustand oder ein Wunsch-Bild malen. Es bietet sich auch an, diese Übung in mehreren Sitzungen mit zeitlichem Abstand zu wiederholen, um evtl. Fortschritte zu erkennen. Diese Körperumrissmalerei kann auch als Vorlage für ein Bodypainting dienen.

Die Berührung

Zielgruppe: Erwachsene, Kinder, Jugendliche, Wahrnehmungsstörungen, Autisten, Paare, Missbrauchsopfer

Zielbereiche: Sensorik, taktiles Empfinden, Wahrnehmung, Nähe & Distanz, Partnerarbeit

Aufgabe: Bei dieser Übung geht es nicht um das künstlerische Ergebnis, sondern um das Spüren. Der Klient wird aufgefordert, die Augen zu schließen und genau hinzuspüren; wenn eine Berührung unangenehm ist, soll er es sofort signalisieren. Der Therapeut (oder Partner) beginnt mit einem Pinsel den Arm des Klienten zu bemalen (wichtig: langsame, ruhige Pinselstriche). Er geht dann zu schnellerem Tupfen mit dem Schwamm über. Anschließend tupft er mit dem Finger (er kündigt dies verbal an).

Der Klient soll die Augen öffnen und berichten. Wie hat es sich angefühlt? War etwas unangenehm? War es ein Unterschied, ob mit dem Pinsel oder Hand gemalt wird? War die Berührung mit der Hand akzeptabel? Dann kann auch die Brücke zum Alltag geschlagen werden: In welchen Situationen sind welche Berührungen ok, wann nicht? Welche Distanz ist angemessen?

Variationen: Diese Übung kann auch ein Ritual werden zu Beginn oder Ende einer Stunde und kann sich langsam von Pinsel über Schwamm bis hin zur Berührung durch den Finger steigern.

Die Entscheidung

Zielgruppe: Menschen in einer schwierigen Lebenslage, Hilfe bei Entscheidungen

*Zielbereiche:*Entscheidungsfindung, Darstellung einer Situation, Klärung von Situationen, Problemlösungsstrategien finden

Aufgabe: Der Therapeut erklärt, dass die Arme für verschiedene Zeiten stehen: Der linke Arm steht für die Vergangenheit, der rechte für die (gewünschte) Zukunft. Dies kann auch auf eine spezielle Situation (z.B. Arbeit, Partnerschaft) bezogen sein. Welche Farben würde der Klient ihnen geben? Welche Formen wären vorhanden? Der Therapeut beginnt nach den Anweisungen des Klienten zu malen.

Anschließend gibt es die Möglichkeit zum Gespräch: Z.B. Welche Hand gefällt besser? Wo sind Unterschiede? Wofür könnten die Farben und Formen in der aktuellen Situation stehen? Was muss (malerisch und übertragen auf die echte Situation) geschehen, um zur Zukunft zu gelangen – müssen Farben geändert, muss etwas hinzugefügt oder ausgewischt werden?

Variationen: Die Aufgabe lässt sich auch als Partnerübung durchführen.

Körperabdrücke

Zielgruppe: Kinder, Autisten, evtl. Menschen mit Essstörungen, auch für motorisch oder geistig stark eingeschränkte Kinder möglich z.b. auch bei Bettlägerigkeit

Zielbereiche: Sensorik, taktile Wahrnehmung, Identität, Identifikation, Akzeptanz und Erkundung des eigenen Körpers, „Ekel“ vor der Farbe überwinden, Vertrauen, eigene Handlungsfähigkeit

Aufgabe: Bei dieser Aufgabe geht es nicht direkt um das Anmalen des Körpers, sondern dies geschieht als „Mittel zum Zweck“. Mit dem Körper sollen möglichst unterschiedliche Formen in möglichst unterschiedlichen Größen auf einem Papier abgedrückt werden z.B. Abdrücke von Hand, Fuß, Nase, Unterarm, Lippen, Wangen, Ellenbogen. Der Therapeut sollte hierbei auch ein Bild machen. Es können dabei auch Kommunikationsprozesse entstehen, wenn die Farbe gegenseitig aufgetragen wird.

Variationen: Dies ist auch eine gute Übung in der Partnerarbeit.

Als Variation kann das Bild hinterher zusätzlich verändert werden. Z.b. können die einzelnen Flecken und Kleckse in Gegenstände und Tiere gemalt werden, was auch das Vorstellungsvermögen und die Fantasie fördert.

Superhelden

Zielgruppe: Kinder, z.B. mit niedrigem Selbstwertgefühl, Angststörungen

*Zielbereiche:*Steigerung des Selbstwertgefühls, Innere Stärke, Mut, Selbstvertrauen

Aufgabe: Diese Übung soll Kindern Mut machen und ihr Selbstvertrauen steigern. Sie ist angelehnt an Maskenspiel oder Dramatherapie, nur dass die Identifikation mit der Rolle durch die Bemalung stärker sein kann (das eigene Gesicht bleibt erkennbar). Die Übung kann gut in Situationen eingesetzt werden, in denen das Kind traurig ist, weil es sich z.B. etwas nicht getraut hat. Der Therapeut kann es fragen, ob es sich einen Superhelden vorstellen kann, der sich in derselben Situation mehr getraut hat. Wenn das Kind einen nennt, fragt der Therapeut, ob das Kind Lust hat, sich in den Helden zu verwandeln und schminkt das Kind dementsprechend. Wenn es nicht geschminkt werden möchte, können auch nur Hände angemalt werden. Der Therapeut fragt das Kind, was der Superheld in der Situation gemacht oder gesagt hätte, wenn es möchte können sie zu zweit die Situation nachspielen oder ein erfundenes Rollenspiel beginnen. Hinterher wird das Kind gefragt, wie es sich als Superheld gefühlt hat; es wird bestärkt darin, dass die Gefühle wie Mut usw. auch in ihm selbst vorhanden sind.

Rücken/ Arme bemalen

Zielgruppe: Kinder z.B. mit Wahrnehmungsstörungen, ADHS, Legasthenie, Erwachsene, Paare, Eltern & Kind

Zielbereiche: Sensorik, taktile Wahrnehmung, Entspannung, Vertrauen, Vorstellungsvermögen, „spielerische“ Auseinandersetzung mit Buchstaben (Legasthenie) und Formen, Körpergedächtnis

Aufgabe: Diese Aufgabe ähnelt dem „Rückenmalen“ mit dem Finger, welches oft auch in der Lerntherapie oder Ergotherapie angewandt wird. Hier wird allerdings Farbe gebraucht.

Anmerkung: Entweder beschränkt man sich auf die Flächen wie den Nacken oder die Hände, die vom T-Shirt freigelassen sind, oder man leitet die Eltern an, dies zuhause zu tun.

Es sollen Formen (oder Buchstaben und Zahlen) gemalt werden. Der Bemalte soll diese erfühlen und erraten. Er muss hierfür zum einen genau hinfühlen, sich an berührte Körperstellen erinnern und vor dem „inneren Auge“ ein Bild dazu entwickeln.

Variationen: Bei Entspannung als Zielbereich kann auch „nur“ gemalt werden, ohne zu raten. Kreisförmige, fließende Bewegungen eignen sich hierfür besonders gut, während schnelle, hektische Bewegungen eher stimulieren. In der Paartherapie oder zwischen Eltern& Kind kann das Vertrauen und die Bindung hiermit gestärkt werden.

Gipshände

Zielgruppe: Kinder, insbesondere Kinder im Krankenhaus, die z.B. selbst einen Gips haben, Erwachsene, Jugendliche

Zielbereiche: Handlungsfähigkeit, Identifikation, positives Erleben von „klinischen Handlungen“ (die sonst meist mit Schmerz verbunden werden), Betrachtung des eigenen Körpers „von außen“, Beschäftigung mit dem eigenen Körper, Stärkung des Selbstvertrauens, Einstieg ins Handeln ohne künstlerische Vorkenntnisse, taktile Wahrnehmung und Aushalten von unangenehmen Konsistenzen (Vaseline)

Aufgabe: Zuerst wird gemeinsam nach einer Position gesucht, in der die Hand beim Eingipsen bleiben soll. Danach wird die Hand dick mit Vaseline eingeschmiert und eingegipst. Hierfür werden Gipsbinden zuvor in unterschiedlich große Streifen gewickelt, einmal kurz in Wasser getunkt, auf die Hand gelegt und der Gips glatt gestrichen. Es müssen ungefähr drei Schichten sein, damit der Gips stabil ist. Danach muss es ungefähr zehn Minuten trocknen. Wenn der Gips sich nicht mehr eindrücken lässt, kann er vorsichtig abgelöst und die Hand herausgezogen werden. Anschließend kann es vom Kind bzw. Klienten bemalt oder gestaltet werden.

Variationen: Diese Übung kann auch in Partnerarbeit geschehen.

Narben

Zielgruppe: Kinder, Partner oder Eltern von Verbrennungsopfern, Unfallopfern oder Menschen mit sonstigen schwerwiegenden körperlichen Veränderungen

Zielbereiche: Akzeptanz körperlicher Veränderung, Abbau von Hemmungen bei Berührungen, Abbau von Ängsten den anderen erneut zu verletzen oder ihm wehzutun, Bindungsförderung

Hinweis: Das verletzte Gewebe muss vollständig verheilt sein und darf für den Verletzten nicht mehr schmerzhaft sein

Aufgabe: Diese Übung eignet sich besonders, wenn Hemmungen bei der Berührung von z.B. Narben beim Partner, Kindern oder Eltern vorliegen. Es fällt meist deutlich leichter, die entsprechende Stelle zu berühren, wenn das Ziel die Bemalung ist. Als Einstieg soll mit dem Pinsel begonnen werden. Hier wird die Erfahrung gemacht, dass die Berührung dem Partner nicht wehtut. Es kann dann auch mit Schwamm und anschließend z.B. ein paar Tupfen mit dem Finger gemacht werden. Die Hemmungen vor der Berührung werden so genommen.

Variationen: Auch hier kann es sich um einen Verlauf über mehrere Therapiestunden handeln. Der Klient soll langsam an die Berührung durch die Hände herangeführt werden ohne zu überfordern. Handelt es sich bei dem Klienten um ein Kind und es gibt noch ein zweites Elternteil, kann dieser ebenfalls mitwirken und so Sicherheit vermitteln.

Gruppenportrait

Zielgruppe: Kinder, Erwachsene, in einer Gruppe

Zielbereiche: Gruppendynamik, Gruppenidentität, Zusammengehörigkeitsgefühl, Aufdecken von Konflikten

Aufgabe: Die Paintings können gut auf den Armen realisiert werden, es könnte aber auch im Gesicht gemalt werden.

Alle Gruppenmitglieder sollen sich gegenseitig ein kleines Bild auf den Arm/ die Arme/ das Gesicht malen. Dabei soll jedes Mal fünf Minuten gemalt und dann wieder gewechselt werden, bis am Ende jedes Mitglied von jedem anderen Mitglied bemalt wurde. Im Anschluss wird darüber gesprochen: Wie war es von den einzelnen Gruppenmitgliedern angemalt zu werden? War es bei einigen schwieriger sich darauf einzulassen, als bei anderen? Welche Gefühle entstehen beim Malen/ Bemaltwerden/ Betrachten des Kunstwerkes? Welche Farben tauchen auf dem eigenen Arm auf? Sind es einzelne Bilder oder ineinanderlaufende Farben? Gibt es Formen/ Farben/ Muster, die bei allen/ mehreren Mitgliedern auftauchen? Gibt es starke Unterschiede und Ähnlichkeiten? Wie fühlt man sich, wenn man die anderen Gruppenmitglieder betrachtet?

Variationen: Auch in kleinen Gruppen oder Familien kann diese Übung angewendet werden. Am Ende kann ein Foto mit allen Armen gemacht werden.

Fantasiewesen

Zielgruppe: Erwachsene

Zielbereiche: Akzeptanz, Rollenspiel, Ausprobieren von eigenen Fähigkeiten, Steigerung des Selbstbewusstseins

Aufgabe: Diese Übung kann als Facepainting, Ganzkörperpainting oder Oberkörperpainting durchgeführt werden. Zuerst soll der Klient sich überlegen, in was für ein Fantasiewesen er sich verwandeln möchte. Dabei sollen gewünschte Eigenschaften symbolisch dargestellt werden (Was brauche ich, um auch den Charakter des Wesens darzustellen?): Herz, Flügel, Krallen… Das Wesen wird anschließend durch den Therapeuten umgesetzt.

Im Gespräch kann erörtert werden, warum genau dieses Wesen ausgewählt wurde: Welche Eigenschaften sind dem Klienten besonders wichtig? Mit welchen (magischen) Eigenschaften/ Äußerlichkeiten kann er sich identifizieren, welche möchte er vielleicht gerne haben? Wie lassen sich magische Eigenschaften im Alltag „ersetzen“?

Variationen: Das Ganze kann auch als ein gemeinsames Projekt über mehrere Therapieeinheiten angelegt werden, indem z.B. Kostümteile oder Specialeffect- Teile (Hörner, Masken etc.) zusammen angefertigt werden.

Märchenfiguren

Zielgruppe: Kinder, Erwachsene

Zielbereiche: Empathie, sich in eine Rolle hineinfühlen, Identität,

Aufgabe: Bei dieser Übung wird zunächst ein Märchen vorgelesen. Im Anschluss daran soll sich jeder Teilnehmer oder der Klient überlegen, welche Figur im Märchen ihn am besten repräsentiert. Er soll sich selbst mit Farbe ein wenig zu dieser Figur schminken (auch Hände möglich). Im Anschluss wird darüber gesprochen: Wie geht es einem, wenn man sich wirklich in diese Figur verwandelt? Welche Eigenschaften der Figur gefallen einem und welche würde man lieber ablegen? Welche Eigenschaften passen doch nicht zur eigenen Persönlichkeit?

Variationen: Es können auch Gipsmasken zu dem Thema angefertigt werden.

Angst

Zielgruppe: Kinder, Erwachsene, evtl. Patienten mit Angststörung

Zielbereiche: Ängste, Albträume, Visualisierung von Gefühlen

Aufgabe: Wiederkehrende Ängste oder Albträume können zu einer starken Belastung werden und zu weiteren psychischen Störungen wie Depressionen, Schlafstörungen, Bettnässen u.a. führen.

Die Angst soll visualisiert werden. Dabei kann der Klient selbst oder der Therapeut unter Anleitung des Klienten den Arm und die Hand des Klienten bemalen. Dies kann ein abstraktes Gefühlspainting sein, oder aber Inhalte der Ängste/ Albträume. Wenn es gemalt ist, wird zuerst darüber gesprochen, wie es sich jetzt anfühlt, dies auf der Haut zutragen und nicht davor „weglaufen" zu können. Dann regt der Therapeut zu Überlegungen an, wie man das Gemalte verändern kann, damit es weniger angsteinflößend ist. Es darf anschließend übermalt (hierbei mischen sich die unteren Farben jedoch immer mit ein), aber auch teilweise abgewischt und mit anderen Farben neu gemalt werden. In Albtraummotive können auch Personen, Gegenstände oder z.B. Licht mit eingefügt werden. Es kann im Gespräch geklärt werden, was die hinzugefügten Farben symbolisieren könnten (eine Stärke, ein Gefühl, Hilfe von Außen?) oder inwiefern das Eingefügte helfen kann.

Variationen: Das negative Gefühl kann auch direkt abgewaschen werden, um sich symbolisch von dieser Angst zu befreien.

Der Babybauch

Zielgruppe: Werdende Geschwisterkinder, Werdende Mütter & Väter, Mütter von Sternenkindern

Zielbereiche: Vorgeburtliche Bindungsförderung, Akzeptanz körperlicher Veränderung und Schwangerschaft, Trauerbewältigung, Ängste, Vertrauen zwischen werdenden Eltern

Aufgabe: Das Bemalen des Babybauches kann durch das Geschwisterkind oder den Partner geschehen oder durch den Therapeuten, wenn es um die Verbesserung der Akzeptanz der Schwangerschaft durch die Mutter geht oder um Trauerbewältigung bei einer Totgeburt.

Bei ersterem geht es in erster Linie um Kontaktaufnahme und der Auseinandersetzung mit dem veränderten Körperbild (der Mutter/ des Partners) bzw. Vorbereitung auf die Rolle als Geschwisterkind. Durch die streichelnden Pinselbewegungen fangen die ungeborenen Babys meist an, sich (sicht- und spürbar) zu bewegen.

Die Bauchbemalung bei einer Totgeburt kann helfen, Abschied zu nehmen, die Fotos von dem bemalten Babybauch sind eine bleibende Erinnerung an das verstorbene Kind und an die gemeinsame Zeit. In diesem Falle sollte aber ein Arzt oder Psychologe zu Rate gezogen werden, um eine Verschlechterung des psychischen Zustandes und der Trauer zu vermeiden.

IV. Ausblick und Ziele

Bodypainting als Methode der (Kreativ-)therapie ist noch ein relativ unbekanntes, wenig erforschtes und angewandtes Gebiet, welches aber durchaus Potential hat.

Durch die vielfältigen Möglichkeiten, die es bietet, lässt es sich der Situation gut anpassen und ist eine Methode, die eine große Bandbreite verschiedener Klienten mit verschiedenen Anforderungen, Belastungen und Störungen ansprechen kann.

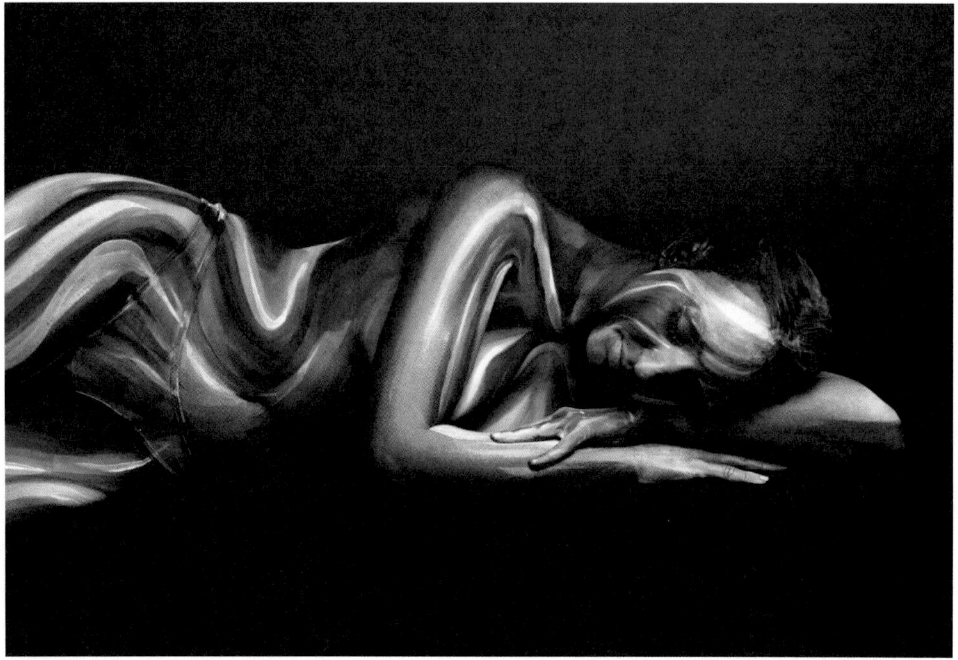

Abb.23: Stille

Es gibt bereits einige Kunst- und Kreativtherapeuten, die diese Form des Ausdrucks und Körpererlebens in ihre Therapie einbauen.

Die Formen variieren dabei stark: Vom "passiven" Bemaltwerden (beispielsweise der Glatzen krebskranker Kinder) über das Gegenseitige Bemalen, wobei der Patient/ Klient durchaus auch aktiv wird, bis hin zu Kombinationen von Bodypainting mit anderen Formen der Kreativtherapie beispielsweise der Musik[50].

Allerdings ist die Methode kaum in der Literatur zu finden; es gibt keine Austauschmöglichkeit für Therapeuten bezüglich Methodik, Möglichkeiten, Supervision usw., kaum Weiterbildungs- oder Fortbildungsmöglichkeiten, geschweige denn eine fundierte Ausbildung in speziell diesem Bereich.

Angestrebt werden sollte ein Erfahrungsaustausch von Therapeuten, die für sich das Bodypainting als Methode entdeckt und eigene Konzepte entwickelt haben. Diese Erfahrungen, Ideen, Konzepte zusammenzutragen ist ein Ziel, um sich gegenseitig zu bereichern und dies natürlich auch den Klienten zugute kommen zu lassen. Dieses Buch soll ein erster Schritt in diese Richtung sein.

---

[50] vgl. Fonken,L. D.: Sensory Bodypainting, Germany 2011

V. Quellenverzeichnis

Literaturquellen:

Apfel, P.: Die sensible Körperhülle. In: Focus online vom 05.04.2009

Beckstein,U: Kommunikationstrainig in Seniorengruppen. Eine Handlungsanleitung für die Altenhilfe, Hannover 2007

Bongers, D.: Das Körperselbstbild von Männern. In: Brähler,E.: Körpererleben. Ein subjektiver Ausdruck von Leib und Seele, Berlin Heidelberg, 1986

Ditz, S.: Sexualität nach Brustkrebs, In: Ditz, S./Diegelmann,Ch/ Isermann,M. (Hrsg.): Psychoonkologie – Schwerpunkt Brustkrebs. Stuttgart 2006

Fonken,L. D.: Sensory Bodypainting, Germany 2011

Gerrig, R./ Zimbardo, P.: Psychologie, 18. Auflage, München 2008

Haarmann, H.: Schwarz. Eine kleine Kulturgeschichte, Frankfurt a. M. 2005

Holmberg, Ch.: Diagnose Brustkrebs. Eine ethnografische Studie zu Krankheit und Krankheitserleben, Frankfurt/ Main 2005

Isermann, M.: Psychische Komorbidität bei Brustkrebs, In: Ditz, S./Diegelmann,Ch/ Isermann,M. (Hrsg.): Psychoonkologie – Schwerpunkt

Brustkrebs. Ein Handbuch für die ärztliche und pschotherapeutische Praxis, Stuttgart 2006

Koeslin, Jürgen: Psychiatrie und Psychotherapie für Heilpraktiker, 3. Auflage, München 2011

Malberger, Lara: Wascht euch nicht krank! In: Die Zeit, Juni 2017

Nowak, Jasmin: Selbst- und Fremdbild: Selbst- und Fremdwahrnehmung des Individuums, Norderstedt 2008

Riedner, N.: Canettis Fischerle. Eine Figur zwischen Masse, Macht und Blendung, Würzburg 1994

Schöttker, N.: Stomatherapie und Bodypainting - Ein neuer Weg? Vortrag an der Universitätsklinik Münster, 2010

Schwartzkopff, Ann- Christin: Die Schutzfähigkeit von Farben als Marken. In: Paschke, Prof. Dr. Marian: Deutsches und internationales wirtschaftsrecht, Bd 34, Hamburg 2002

Simmons, David/ Ko Te Riria: Moko Rangatira: Māori Tattoo, Reed 1999

Stumm, Gerhard/ Pritz, Alfred (Hrsg.): Wörterbuch der Psychotherapie, Wien, 2009

Internetquellen:

Bartsch, O.: Berührungen in den Therapien - Ein Vergleich, Zugriff 2011

Beautypress (Hrsg): Farben und ihre Wirkung, In: www.gesundheit.de, Zugriff März 2018

Crüger, I.: Farbwirkung. In: http://www.ipsi.fraunhofer.de/, Zugriff 12.12.2011

Vgl. Stober, A.: Rituale der Maori, In: http://www.planet-wissen.de, 30.10.2009, Zugriff 2012

Deutscher Krebsinformationsdienst (Hrsg.): Fieber, Entzündungen, Infektionen bei Krebs, In: https://www.krebsinformationsdienst.de/leben/fieber/fieber-risiko.php, Zugriff: März 2018

Rabenau, Holger: Desinfektionsmittel: Womit Viren abgetötet werden, In: https://www.aerzteblatt.de/archiv/73269/Desinfektionsmittel-Womit-Viren-abgetoetet-werden, Zugriff März 2018

RLS e.V.: http://www.restless-legs.org/, Zugriff März 2018

Sommer, K.: Maskenspiel, In: http://www.maskenspiel-katharinasommer.de, Zugriff 12.12.2011

Wecarelife.at: Wie Farben wirken, In: www.wecarelife.at, 2006, Zugriff 12.12.2011

WHO: International Certification of Deseases http://www.icd10data.com/ Zugriff März 2018

Bildquellenverzeichnis:

(Künstlerin aller Bodypaintingabbildungen: Gesine Marwedel)

Titelbild: Thomas van de Wall

Umschlaggestaltung: Gesine Marwedel

Abb.1: Foto: Thomas van de Wall

Abb.2: Bodypainting: Gesine Marwedel, Foto: Mark Ruppelt

Abb.3: Grafik: Gesine Marwedel

Abb.4: Foto: Gesine Marwedel

Abb.5: Foto: Gesine Marwedel

Abb.6: Bodypainting: Gesine Marwedel, Foto: Peter Marwedel

Abb.7: Bodypainting: Gesine Marwedel, Foto: Dorett Dornbusch

Abb.8: Bodypainting: Gesine Marwedel, Foto: Gesine Marwedel

Abb.9: Foto: Sascha Mensching

Abb.10: Bodypainting: Gesine Marwedel, Foto: Thomas van de Wall

Abb.11: Bodypainting: Gesine Marwedel, Foto: Impulsi

Abb.12: Grafik: Gesine Marwedel

Abb.13: Bodypainting: Gesine Marwedel, Foto: Thorsten Müller

Abb.14: Bodypainting: Gesine Marwedel, Foto: Thomas van de Wall

Tabellenverzeichnis:

Dr. Michael Weh alias enO

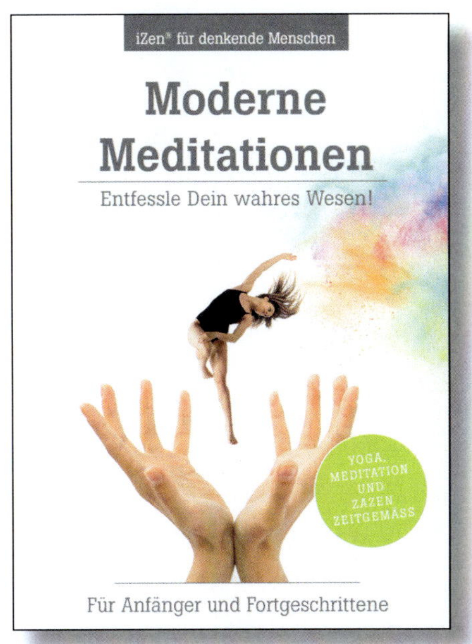

Shaker Media

ISBN 978-3-95631-658-6

418 Seiten

17 Abbildungen

Deutsch

Paperback

21 x 14,8 cm

19,80 EUR

Moderne Meditationen

Entfessle Dein wahres Wesen! Für Anfänger und Fortgeschrittene

Wie eine frische Brise an einem heißen Sommertag ...

Können wir uns von Ängsten und Sorgen, von Schuldgefühlen, Traurigkeit, Burnout, Ärger, Symptomen und Begierden wirklich befreien? Yes we can ...

... und zwar ganz ohne Meister, denn Dein eigenes Leben ist der beste Lehrer!

Beginnend mit einfachen hypnotischen Übungen nimmt Dich dieses innovative Lehrbuch der Meditation schrittweise bei der Hand und Du wirst verstehen, worum es beim Yoga-Weg oder bei Meditation und Zazen wirklich geht: Lebensfreude!

Alle Wesen sind bereits göttlich vollständig, und diese innere Einsicht kann von jedem Menschen freigelegt und erfahren werden!

Befreit von traditionellem Ballast, konfessionsfrei tolerant, verständlich und in moderner Sprache, intensiviert durch Hypnose und NLP – endlich der vollständige Befreiungsweg geeignet für alle Glaubensrichtungen in einem einzigen Buch!

Jens Baum

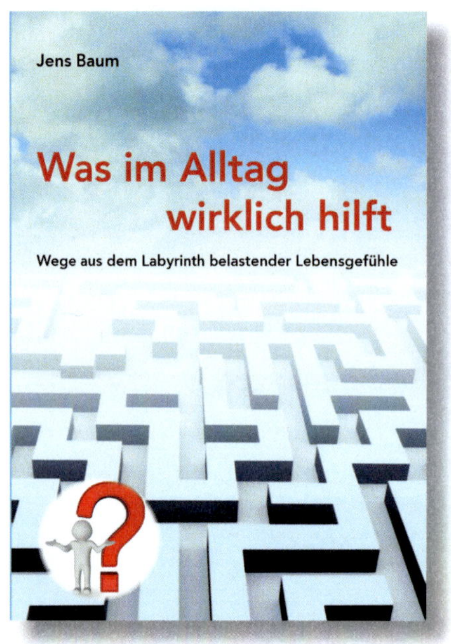

Shaker Media
ISBN 978-3-95631-095-9
124 Seiten
Deutsch
Paperback
21 x 14,8 cm
12,90 EUR

Was im Alltag wirklich hilft

Wege aus dem Labyrinth belastender Lebensgefühle

Wie in einem Labyrinth irren viele Menschen in ihren belastenden Lebensgefühlen umher und wissen oft nicht mehr weiter. Es geht um Kränkungen, Sorgen, sich belastet fühlen, enttäuschte Erwartungshaltungen, Vorwürfe, recht machen wollen, Abhängigkeiten, Schuldgefühle, Trauer. Darum fühlen sich Menschen oft verunsichert, mutlos, deprimiert und verzweifelt. Sie leiden weiter ohne Ende.

Dieses Buch ist neu und anders! Es beschreibt die Mechanismen dieser alltäglichen Probleme in ungewohnt direkter, klar-verständlicher und persönlicher Sprache, durchaus auch provokant, um aufzurütteln. Es regt zum Nachdenken an und lässt neue Einsichten entstehen, die zur Umsetzung im eigenen Umfeld motivieren. Es ist leicht zu lesen, wirkt authentisch, glaub-würdig und lebensnah. Dabei steht im Mittelpunkt die Erkenntnis: Wer mit der Realität streitet, der verliert.